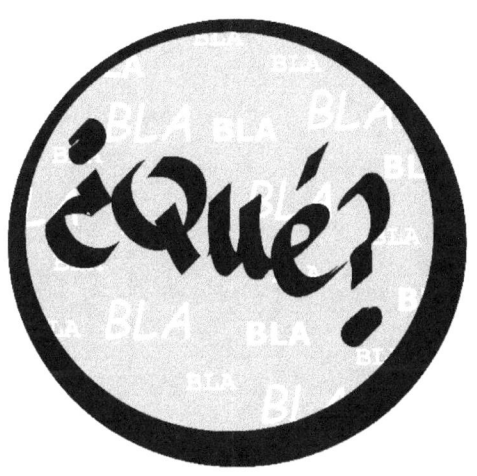

www.quetehadichoelmedico.com

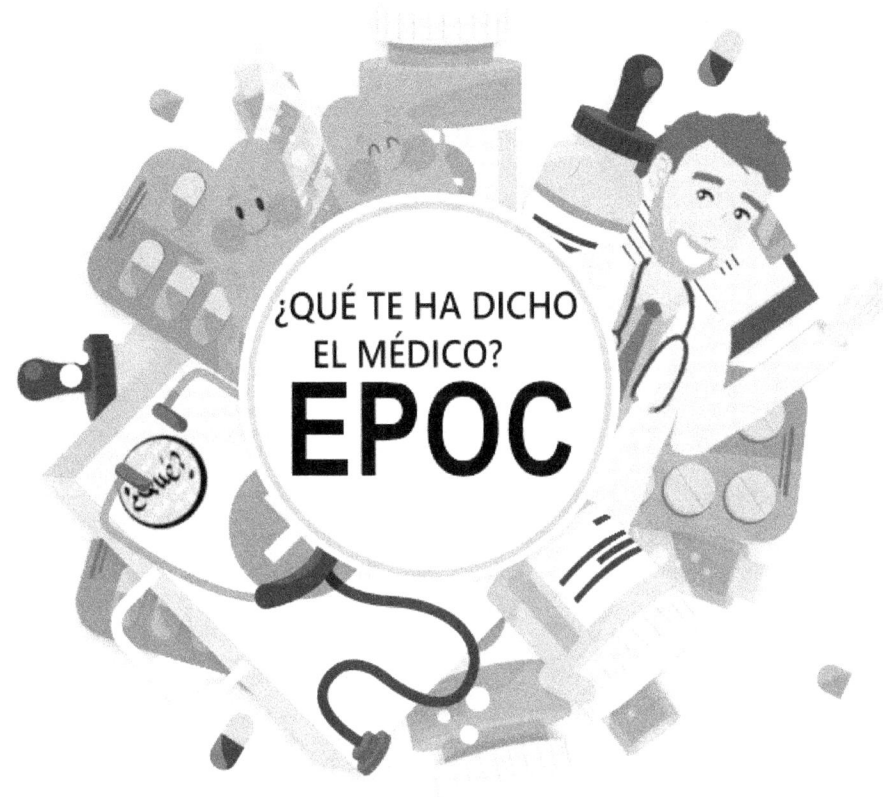

Manual divulgativo
para entender,
por fin, tu enfermedad

ÍNDICE

¿QUIÉN DEBERÍA LEER ESTE MANUAL?

Bien. Quiero empezar dejando algo muy

claro: Éste no es un manual médico. Éste es un manual para pacientes. Así, compañeros de profesión podrán encontrar multitud de imprecisiones y generalizaciones que les irriten. ¡Ya lo siento, eh!

Pero es que yo lo que quiero es escribir un manual que se entienda. ¡Fíjate tú qué pretensión más tonta! Un manual que te explique a ti, como paciente con EPOC, qué es lo que tienes y cómo puedes mejorar.

Y como resulta que lo más probable es que no seas médico, pues tendré que utilizar un lenguaje de andar por casa, que entiendas, porque si no, mal vamos.

Por esto, recomiendo la lectura de este manual a 3 tipos de personas:

1) Pacientes diagnosticados de la enfermedad "EPOC"
2) Familiares y cuidadores de pacientes con EPOC
3) Médicos, de familia o especialistas, en contacto con esta enfermedad, que tengan interés en que sus pacientes les entiendan (¡No estáis solos, compañeros!)

En este capítulo hemos aprendido que:
- Este manual no tiene muchas pretensiones: ¡Sólo que los pacientes entiendan la EPOC!

¿POR QUÉ LOS MÉDICOS HABLAN RARO?

Realmente este es el quid de la cuestión,

porque si no habláramos raro no habría necesidad de este manual.

Hablamos raro porque queremos sentirnos importantes, parecer más inteligentes y tener un toque de misterio.

Es broma. A estas alturas ya te tienes que haber dado cuenta de que el manual va a tener un toque de humor porque si no, seamos sinceros: ¿quién se iba a leer todo esto?

Hablamos raro porque el lenguaje de casi todas las profesiones tiene palabras específicas que sólo esos profesionales manejan, "tecnicismos", y que les permiten ser muy precisos y entenderse perfectamente entre ellos.

Por eso cuando yo voy al taller porque se me ha estropeado el coche y el mecánico me dice: "Lo que le pasa a su vehículo es que se ha trasroscado la bujía con el modulador del embrague y eso desequilibra las presiones de la dirección" yo me quedo igual y pienso que lo único que he entendido es la palabra *vehículo.* Y cojo y me voy donde mi suegro, que él sí entiende de esto, para que me lo explique en cristiano.

Y esto pasa con todas las profesiones. ¡Así que no es cosa sólo de médicos, oiga!

Y como no se puede saber de todo, necesitamos que nos lo traduzcan a un lenguaje coloquial y de paso nos expliquen, por encima, el tema del que estamos hablando. Que yo de coches sé lo justo. Esto se solucionaría si, en este caso el médico, hiciera la "traducción simultánea" cuando está delante de su paciente, pero esto requiere un esfuerzo extra y además tiempo. Tiempo del que, desde mi humilde punto de vista y, al menos en la medicina pública que es la que conozco, no tenemos los médicos.

Así que: lo siento. Pido perdón, escribo un manual y me esfuerzo día a día en que me entiendan. No puedo hacer más. Y si alguien, más listo que yo, piensa en una manera de cambiar esto, que lo diga porque es muy necesario.

Bueno, al lío: esto de no entender al médico provoca 2 problemas tirando a gordos:

1. "Como no sé lo que tengo no voy a poder implicarme mucho en mi enfermedad: en mi tratamiento"
2. Genera *desconfianza*

El primer problema ya digo que es grave y además está anticuado porque antes el médico era "como un padre" que te dice lo que es mejor para ti sin que tú participes en las decisiones (concepción paternalista de la medicina). Pero ahora, ahora tú como paciente tienes que tomar parte activa en las decisiones, parte activa en tu tratamiento… ¡Y eso no se puede hacer si no sabes lo que tienes!

El segundo problema también se las trae. Vuelvo al ejemplo de mi coche en el taller:

Yo, que soy un malpensado, vuelvo a casa y empiezo: "Eso de la bujía no debe ser tan grave como dice el mecánico éste... Total si mi coche sólo hace un ruidito al subir las cuestas... Además, yo creo que lo exagera para sacarme los cuartos o para justificar su trabajo que si no, lo mismo le echan".

Y *desconfío* del profesional que ha valorado mi coche. Porque, y esto es muy humano, lo que no entendemos nos genera desconfianza. Así que me llevo mi coche del taller, no le cambio ni la bujía ni el embrague ni la dirección y al día siguiente me deja tirado en plena M-30 y echando más humo que una chimenea. ¡Eso por listo!

En el tema de salud ¡imagínate la de problemas serios que se pueden generar si no hago caso al médico que me ha valorado! ¡La de líos que podíamos haber prevenido si me hubiera fiado de sus consejos!

Por eso hay que entender a los médicos (¡Y si no le entiendes pregunta, hombre! Mejor ponerse "una vez colorao que ciento amarillo" como dice mi abuela). Y hay que confiar en ellos. Repito: hay que confiar en el médico que me está viendo. Y si no confío: pues, oiga usted, me cambio de médico, me cambio de hospital y lo que haga falta.

¿POR QUÉ A MÍ ME CUESTA ENTENDER AL MÉDICO?

Este sería, más bien, un subapartado del capítulo anterior, y es que, aun teniendo la gran suerte de que mi médico no hablase raro y tuviese el tiempo necesario en la consulta, resulta que yo, el día que voy al médico, no estoy en mi mejor momento.

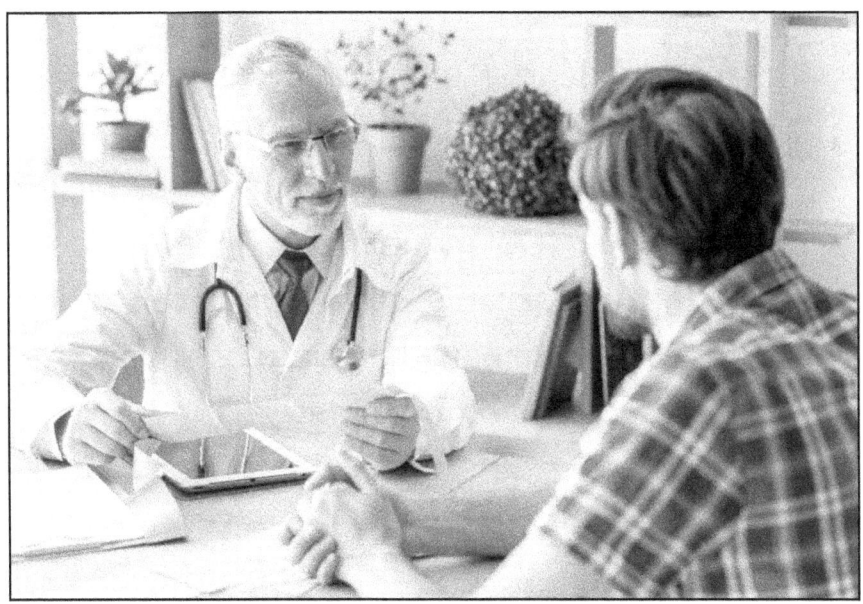

No sé vosotros, pero yo (que a pesar de ser médico, a veces, también me toca ser paciente) el día que voy a la consulta:

■ Estoy nervioso: "¡Qué va a pasar!" "¡Qué me dirá!" "¡Me dolerán las pruebas que voy a hacerme!" ¡Es que todo son incertidumbres! ¡Cómo para no estar nervioso, vamos!

■ Estoy preocupado: me entra canguelo, sí; "¿y si me sacan algo malo?" "¿Y si me pasa lo que le pasó a Pepe, el vecino del quinto?", etc, etc. Le doy más vueltas al coco... ¡de verdad: es para verme!

■ Estoy enfadado: ¡Lo tengo que reconocer! Aunque no sé muy bien con quién me enfado pero pienso: "¿y por qué me tiene que pasar esto a mí?" "¡Quién me manda ir al médico, si siempre te sacan cosas!" "Ahora tengo que estar toda la mañana haciendo cola, con pruebas, con incomodidades... ¡Qué fastidio!"

Entonces, con todo esto, hay que entender que ese día de la consulta no voy a estar "muy católico" y me voy a aturullar con más facilidad. Y aunque el médico hable claro como el agua me va a costar seguirle.
Un truco es saber que esto puede pasar y "prepararse la consulta" el día de antes. Ejemplo:

- El día de antes de la cita <u>reúno todos los informes de los demás médicos</u> y los meto en una carpeta y los pongo en la entrada de mi casa para que no se me olvide llevármelos. Así cuando el médico me pregunte algo que no sepa responder, le tiendo el montón de informes ¡Y allá se apañe él! Que hay que ver lo que les gusta leerse entre ellos.

- <u>Apunto en un papel el nombre de todas las pastillas, inhaladores y demás</u> que tomo, los miligramos de las pastillas y cuantas veces las tomo al día. Así cuando me pregunte ¡ya lo tendré todo preparado! Para esto es útil la plantilla que os pongo al final del libro.

- <u>Pienso y repaso todo lo que le quiero contar al doctor</u>, para que no se me olvide nada. Y, por si acaso, <u>escribo las dudas</u> que quiero preguntarle.

- <u>Me imagino cómo va a ser el día siguiente</u>: me levantaré a tal hora, llegaré al hospital o ambulatorio a tal otra, me haré las pruebas que me han pedido (primero esta y luego esta otra) y esperaré pacientemente la cola que haya que esperar hasta ver al doctor.

¡Es increíble cuánto mejoran mis nervios si voy preparado a la consulta!

En este capítulo hemos aprendido que:
- Es muy importante entender a los médicos. ¡Si hay dudas se preguntan! ¡Que nadie nace sabiendo!
- Tengo que confiar en mi médico. Si no confío ¡me cambio de médico!
- Tengo que prepararme la consulta el día anterior: ¡Así iré más tranquilo y saldrá todo mejor!

DOS PINCELADA SOBRE "LOS PULMONES"

PRIMERO LO BÁSICO: Para poder hablar de tu

enfermedad, la EPOC, antes necesito repasar contigo dos cositas sobre los pulmones.

Recordar que tenemos dos pulmones: el derecho (más grande) y el izquierdo (un poco más pequeño porque el corazón, que está orientado hacia la izquierda, le quita un poco de espacio).

El aire del ambiente, lo respiramos a través de la nariz (más sano) o de la boca, atraviesa nuestra garganta y llega al cuello.

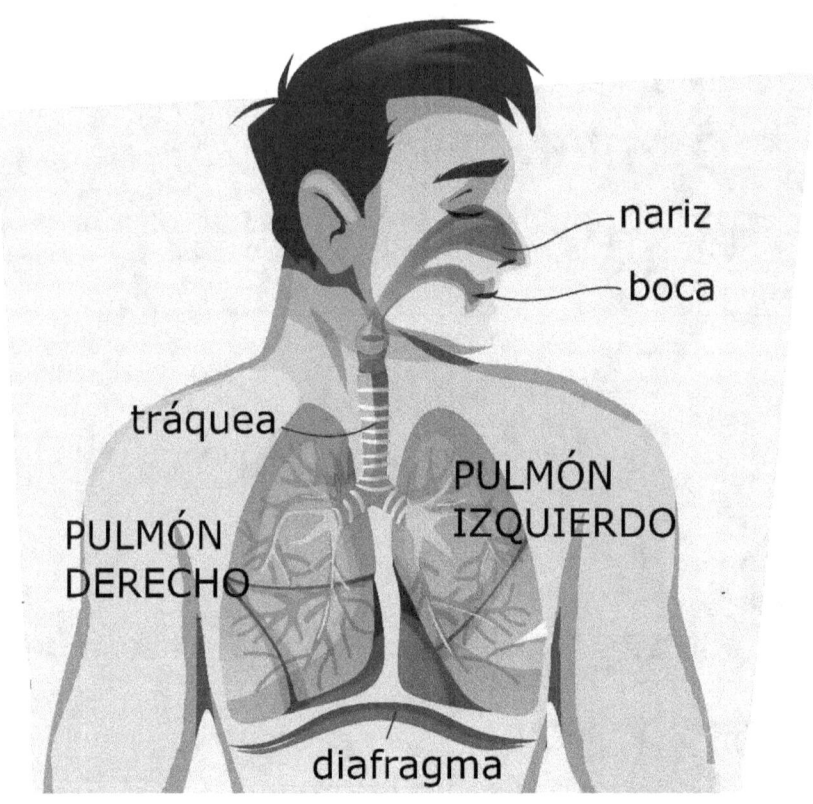

En el cuello va por un tubo gordo y rígido que se llama **tráquea.** En el pecho la tráquea se divide en dos tubos (como la bifurcación de una carretera en dos) y a partir de ahí aparecen los pulmones. Dentro de los pulmones el aire seguirá yendo por tubos (bronquios) cada vez más finos hasta llegar al fondo de los pulmones.

Ahí el aire, que viene del exterior y está lleno de oxígeno (realmente sólo tiene un 21% de oxígeno, el resto son otros gases, pero ese 21% de oxígeno es suficiente).

Ese aire lleno de oxígeno, gracias a la función de los pulmones, cede ese oxígeno a nuestro cuerpo y nuestro cuerpo elimina **CO2** (dióxido de carbono o como yo lo llamo "el gas malo").

Para esto sirven los pulmones. Son bastante importantes porque sin respirar uno se muere (¡a no ser que tengas branquias como los peces!).

Para que entre aire al fondo de los pulmones el cuerpo tiene que hacer un esfuerzo: se activan (se contraen) unos músculos que obligan al aire a entrar.

El principal músculo de la respiración (la **inspiración,** que es cuando se coge aire) es el diafragma. Es como una tabla que separa el pecho (los pulmones y el corazón) de las tripas. Cuando se contrae produce un efecto de vacío (como de ventosa) y obliga al aire del exterior a entrar a nuestro cuerpo.

Yo creo que con esto ya tienes suficiente. ¡Sigamos adelante!

En este capítulo hemos aprendido que:
- Los pulmones son muy importantes para vivir (y una vez que estás vivo: ¡para vivir bien!)
- El aire pasa por un tubo gordo (tráquea) que va dividiéndose en tubos cada vez más finos (bronquios) al final de los cuales es dónde se intercambia el aire.
- Los pulmones sirven para coger oxígeno del exterior y para expulsar CO_2 (que es el gas malo).
- Para respirar necesitamos unos buenos músculos: el principal se llama diafragma.

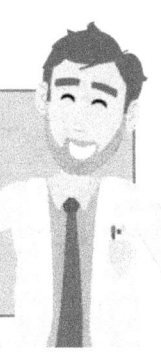

¿QUÉ DIANTRES ME HA DICHO QUE TENGO?

A.   LA ENFERMEDAD

Bien, vamos al meollo del asunto. Si te han dicho que tienes **EPOC**, lo que realmente tienes es una enfermedad que se llama "**E**nfermedad **P**ulmonar **O**bstructiva **C**rónica".

¡Hala, me alegro de haberte ayudado! Se acabó. Es broma otra vez (habrá pacientes míos que estarán pensando "¡Con lo serio que parece en consulta!" Hijos, es que voy siempre con prisa).

Lo que es una obviedad pero destaco es que EPOC es un acrónimo, es decir, una palabra corta que está formada por la inicial de varias palabras; son unas siglas.

La traducción a lenguaje cotidiano que hago yo es: "EPOC es la enfermedad del fumador".

(Voy a ir explicando cada palabra "rara" que ponga, pero de todas formas al final del manual habrá un glosario, por si lo quieres repasar luego). Analicemos, pues, las palabras de la sigla:

E de "Enfermedad": vamos a ser realistas, estamos en el médico, si nos dicen que tenemos algo, ese algo es una enfermedad, es decir, nuestro cuerpo no va todo lo bien que quisiéramos que fuera.

P de "Pulmonar": la EPOC, o como en este manual la llamamos *enfermedad del fumador*, es una enfermedad que afecta principalmente a los pulmones. A medida que avanza la enfermedad podemos tener complicaciones en otros sitios: los músculos, el corazón, etc pero inicial y principalmente es una enfermedad que afecta al pulmón.

O de "Obstructiva": Y esto significa que al aire que entra en nuestros pulmones le cuesta salir de nuestro cuerpo, tiene "obstruida" la salida. Y tú podrás decirme "No, doctor, a mí lo que me pasa es que me cuesta respirar, me cuesta meter aire en los pulmones".

Pero piensa que, si en una primera respiración coges aire pero apenas sale, en la siguiente respiración no vas a poder coger tanto aire, porque ya estás "inflado", inflado con un aire atrapado, que se enrarece y que no te ayuda a respirar. Esta "obstrucción" de la que hablamos la vemos los médicos en una prueba llamada "Espirometría" o como yo la llamo "la prueba de soplar".

C de "Crónica": ¡Ay, qué importante es entender esto último! La EPOC (enfermedad del fumador) es una enfermedad crónica, lo que quiere decir que es ¡incurable!
"¡Qué disgusto tan grande, doctor! entonces ¿esta EPOC no se cura?" No, no se cura, amigo. Tus pulmones ya están afectados por el tabaco y no hay vuelta atrás.
"¿pero si hace 30 años que no fumo?" Hiciste muy bien en dejar de fumar hace 30 años, el problema es que ya en ese momento se había desarrollado esta enfermedad y como es incurable la has ido arrastrando hasta hoy.

"pero yo antes no me cansaba y ahora sí: ¿está seguro, doctor, que desde entonces tengo la EPOC?" Sí, amigo, sí. Una vez que alguien desarrolla EPOC, ya tiene esta enfermedad de por vida. Lo que pasa es que se nota más (tenemos más molestias) cuanto más mayores somos y cuanto más avanzada está la enfermedad.

Por poner un ejemplo: no es lo mismo tener un tobillo torcido con 20 años – que soy fuerte, que la otra pierna puede compensarme, que tengo mucho fondo – a tener ese mismo tobillo torcido con 75 años – que soy más débil, que la otra pierna también está flojucha, que no tengo fondo….

Lo mismo pasa con la EPOC: podemos llevar muchos años con ella sin saberlo y de repente da la cara.

Y ahora te puedes estar preguntando: pues en las siglas EPOC no hay nada relacionado con el tabaco, ¿por qué lo llamas "la enfermedad del fumador"? La EPOC es la enfermedad del fumador, por excelencia. En casi todos los casos de EPOC, el causante de la enfermedad es el tabaco.

El humo del tabaco es muy tóxico y al fumar, respiras este humo, que se mete en tus pulmones. El humo produce inflamación y destrucción en los bronquios (que son los tubos, cada vez más finos, en los que se va ramificando el pulmón, y que llevan el aire que respiramos, es lo mismo que decir "vías respiratorias").

Esta inflamación y destrucción que causa el tabaco en tus bronquios es la que genera la enfermedad EPOC, la enfermedad del fumador.

La palabra "EPOC" significa "la enfermedad del fumador"

o lo que es lo mismo "Enfermedad Pulmonar Obstructiva Crónica"

B. LOS TIPOS DE ENFERMEDAD

La enfermedad es la que es, lo que pasa es que según tenga más una serie de cosas, nosotros los médicos decimos "esta EPOC es de tipo tal o de tipo cuál" pero esta clasificación es arbitraria, nos la inventamos los médicos según las características que tengas, según pensemos que vaya a ser tu evolución y esto, estos tipos, los vamos modificando y cambiando de vez en cuando.

Cambiamos la clasificación de la EPOC para obligar al resto de compañeros a estudiarse nuestros cambios. ¡Para fastidiar, vamos!
Esto último también es broma: según se sabe más de la enfermedad (se investiga continuamente) vamos agrupando a pacientes que tienen características comunes y que pensamos que les va a ir bien el mismo tipo de tratamiento.

Hay distintas clasificaciones, muchas de ellas, con letras: A, B, C, D... pero esto realmente para ti no es importante. ¡Eso que se lo estudie tu médico!

Lo que sí me gustaría que supieras es que: "No todos los pacientes con EPOC tienen el mismo tratamiento". Por eso no le puedes pedir a tu vecino, que también tiene EPOC, que te de sus medicamentos.

Si quieres te lo digo con cariño: "tú eres único para tu médico".

MÁS PALABRAS RARAS:

También querría que supieras un par de palabrejas de las nuestras:

1)ENFISEMA:

Muchas veces podemos decir que tienes **enfisema.** De hecho hay compañeros que lo pueden utilizar como sinónimo de EPOC: "usted, Don Eustaquio, lo que tiene es enfisema" Pues se está refiriendo a que tienes EPOC.

Enfisema significa que tienes agujeros en el pulmón. ¿Te acuerdas cuando he dicho que el humo del cigarro puede inflamar o destruir los bronquios? Pues cuando los destruye, ahí aparece un hueco, un agujero – a veces pequeñito, a veces más grande – y eso si pasa en muchos sitios de tus pulmones, pues los deja que parecen un queso gruyere, en una situación en que malamente te van a ayudar a respirar.

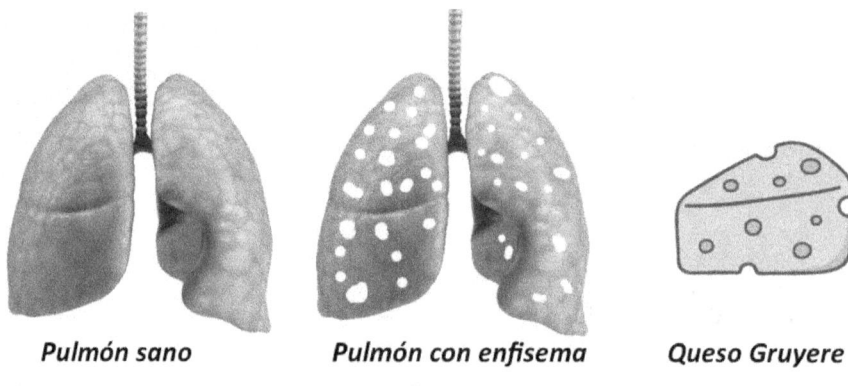

Pulmón sano   *Pulmón con enfisema*   *Queso Gruyere*

Cuando el hueco es muy grande lo solemos llamar "**bulla**". Ejemplo: "Don Eustaquio, usted tiene una bulla de 6 centímetros en el pulmón derecho". Pues eso, que el pobre Don Eustaquio tiene un agujero de 6 centímetros ahí.

Si el médico dice que tienes <u>EPOC tipo enfisema</u> se refiere a que tienes muchos agujeritos en el pulmón y que esta característica es la más importante de tu EPOC.

2)BRONQUITIS CRÓNICA:

Otra cosa que se puede utilizar como sinónimo de EPOC es **bronquitis crónica**. ¿Te acuerdas cuando he dicho que el humo del cigarro puede inflamar o destruir los bronquios? Pues bronquitis crónica significa "inflamación crónica de los bronquios". Es decir, esos tubos por donde pasa el aire, cada vez más finitos, por culpa del tabaco, se inflaman y sus paredes se ponen gordas y babean. Babean moco. Moco que tú notarás cuando tosas porque notarás que tienes ahí "un pollo" que quisieras echar. Esa "tos fea" o también llamada "tos del fumador" es la bronquitis crónica. Y por eso muchos fumadores, aunque no estén acatarrados, tienen flemas. Eso es bronquitis crónica.

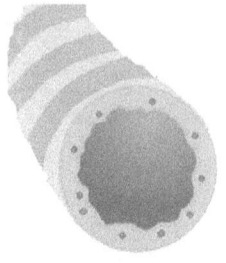 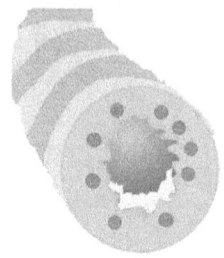

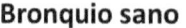

Bronquio sano   Bronquio con bronquitis crónica

A esas flemas, que se pueden echar por la boca, o tragar, cuando se echan por la boca se les llama **esputos**, por cierto.

Por eso muchos pacientes con esto dicen: "Yo, doctor, es que me paso acatarrado todo el año" y muchas veces lo que quieren decir es que, aunque no estén acatarrados, tienen flemas como si lo estuvieran continuamente.

Si el médico dice que tienes <u>EPOC tipo bronquitis crónica</u> se refiere a que no tienes muchos agujeritos en el pulmón (enfisema) sino sobre todo lo que tienes son los bronquios inflamados y probablemente esa tos con flemas.

3) BRONQUIECTASIAS:

¡Vamos de mal en peor! ¡Pero si casi no se puede pronunciar esta palabra! ¿En qué idioma está hablando usted, doctor? ¡Que yo hablo español! Bronqui- ¿Qué?

Ya lo sé, hijo, son palabras raras. Te lo he avisado desde el principio (¡así que ahora no te quejes! Que parece que no has hecho la mili, ¡leñe!). Bronquiectasias.

Esta palabra significa que los bronquios, esos tubitos por donde pasa el aire, que tienen esas paredes finas pero muy duras, se empiezan a poner blandas. Y ese tubo, con el paso del aire, se ensancha por culpa de esas paredes blandurrias, y ya deja de ser un tubo y parece como un globo inflado. Se forman tubos muy anchos, como sacos, en donde se acumula moco, estancado en esos sacos.

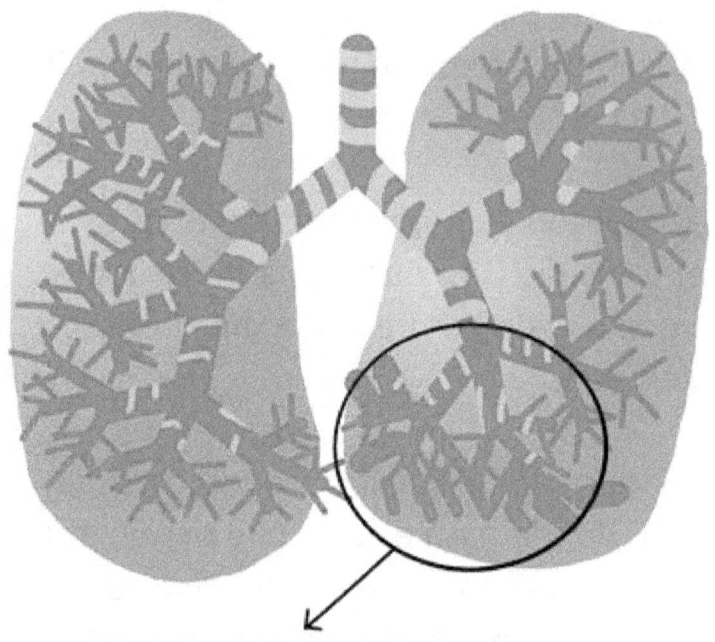

zona del pulmón izquierdo con bronquiectasias

Por eso los pacientes con bronquiectasias también tienen bronquitis crónica (sensación de flemas aunque no estén acatarrados).

Puede haber pacientes con EPOC y bronquiectasias. Pero las bronquiectasias también aparecen en otras enfermedades (incluso pueden ser el recuerdo de un catarro mal curado o una neumonía). Ya no necesitas saber más de las bronquiectasias. ¡Ves que bien!

Un paciente puede tener enfisema, bronquitis crónica y bronquiectasias ¡Todas las combinaciones son posibles!

MÁS COSAS PARA SABER MI TIPO DE EPOC:

Para saber qué clase de EPOC tienes nos suele interesar mucho otras cosas como:

1) ¿cuánta obstrucción tienes? Eso lo vemos en la espirometría. Te lo cuento luego.
2) ¿cuánta fatiga tienes al caminar? Eso te lo preguntamos.
3) ¿Cuántos catarros gordos has tenido en el último año? De esos que obligan a tu médico de cabecera a ponerte antibiótico u otros medicamentos para los pulmones, o incluso a ingresar en el hospital. Eso también te lo preguntamos.

C. CONSECUENCIAS DE LA ENFERMEDAD

SÍNTOMAS:

Es decir: lo que tú sientes por tener EPOC. Y aquí cada uno es de su padre y de su madre: unos no sienten nada, otros tienen algunos síntomas y otros, pobres, tienen muchos.

Esto suele estar en relación con cómo de grave esté la enfermedad.

¿Puede haber personas con EPOC que no tengan ningún síntoma? Sí, sí que puede. Así que si conoces a alguien que fuma o ha fumado hace años, coméntale de mi parte que debería ir al médico a averiguar si tiene o no EPOC. Le harás un bien. A mí me darás trabajo, pero te lo perdono. Los síntomas típicos de la EPOC son:

Disnea: Esta palabra se refiere a la sensación que tienes de que "te falta el aire" cuando haces algún esfuerzo. Esta sensación, como de "ahogo" o de "fatiga" te puede dar con esfuerzos grandes (llevar las bolsas de la compra pesadas) o simplemente subiendo cuestas, andando en llano, o incluso estando quieto.

Es una sensación muy molesta que puede causarte mucho agobio. Por suerte con medicación y un plan de ejercicio físico y alimentación puede mejorar.

Tos: ¡Esta palabra sí se entiende, eh! ¡Fiuh! Una menos que hay que explicar. Pues sí, la EPOC puede dar tos, por esa alteración de los bronquios, por la mayor producción de moco y por la irritación continua que produce el tabaco que muchos pacientes con EPOC tienen al seguir fumando.

Bronquitis crónica: es cuando esa tos no es seca, sino que tiene moco. En la consulta los pacientes lo describen como: "es como si tuviera una olla bullendo dentro de mí". Y al toser se puede "echar el pollo"= "echar el esputo" o tragárselo. Son las "flemas" que muchos pacientes con EPOC echan. Es conveniente ver de qué color son y decírselo a tu médico.

Sibilancias: Es cuando te oyes como pitos al respirar. Por culpa de la obstrucción que se produce en la EPOC, el aire al salir por esos bronquios, más estrechitos, produce un sonido como un silbido por eso se llama sibilancia. Lo puedes oír tú mismo al respirar o puede que sólo lo oigamos los médicos cuando te <u>auscultamos</u> (te oímos el pecho con el aparato que llamamos <u>fonendo</u>)

Dolor en el pecho (**dolor torácico**): Son molestias que se pueden sentir en el pecho, al respirar, o por esos músculos del pecho, que se agotan y dan agujetas porque les cuesta mucho respirar.

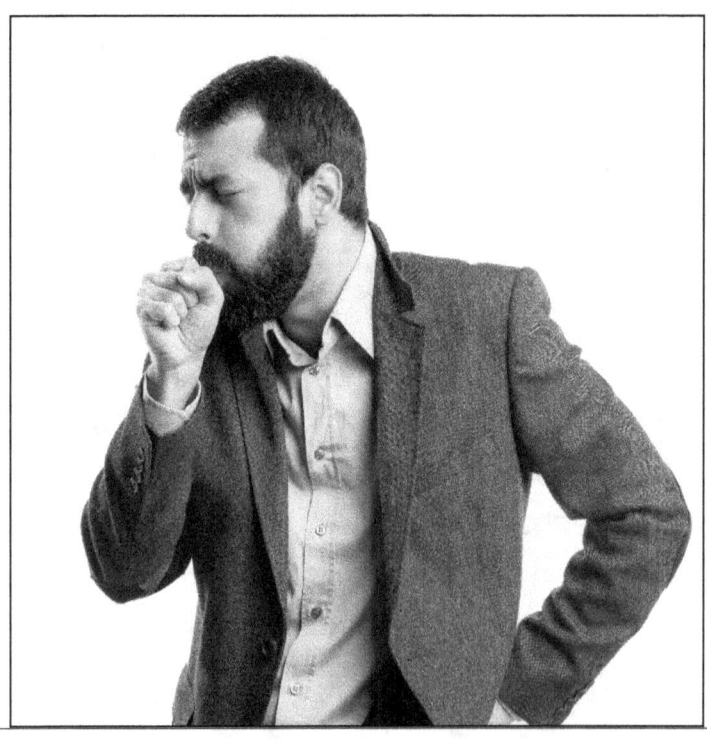

ACLARACIÓN: todos estos síntomas no son exclusivos de esta enfermedad. Hay muchas otras enfermedades que también podrían darlos, por eso estos síntomas los tiene que valorar un médico (no Pepe, el vecino del quinto).

Ya sabes que el tabaco también causa enfermedades de corazón, como **angina de pecho o infarto**, y que estas enfermedades dan dolor de pecho, ¡Así que **a la menor duda** ya sabes qué tienes que hacer: **ir inmediatamente a Urgencias!**

MÁS RIESGO DE: INFECCIONES FRECUENTES:

No es un síntoma propiamente dicho, pero sí sabemos que un paciente con EPOC, *la enfermedad del fumador,* tiene más riesgo de coger infecciones respiratorias: catarros, bronquitis agudas (que es, y sé que lo sabes, inflamación aguda – puntual – de los bronquios) y neumonías (las infecciones más graves pulmonares).

¿Y por qué hay más riesgo de infecciones?

Hemos dicho que la EPOC produce una alteración tanto de la forma como de la función de esos pulmones, así que no se pueden defender todo lo bien que lo hacían cuando respiramos algún tóxico o algún microorganismo.

Microorganismo es lo que en la consulta llamamos "bichos" o "bichitos". Son bacterias, hongos, virus, muy pequeños (tanto que no se ven a simple vista: ¡no son bichos de verdad!) que los podemos respirar y pueden decidir montar dentro de nuestros pulmones, su tienda de campaña y producen "una infección".

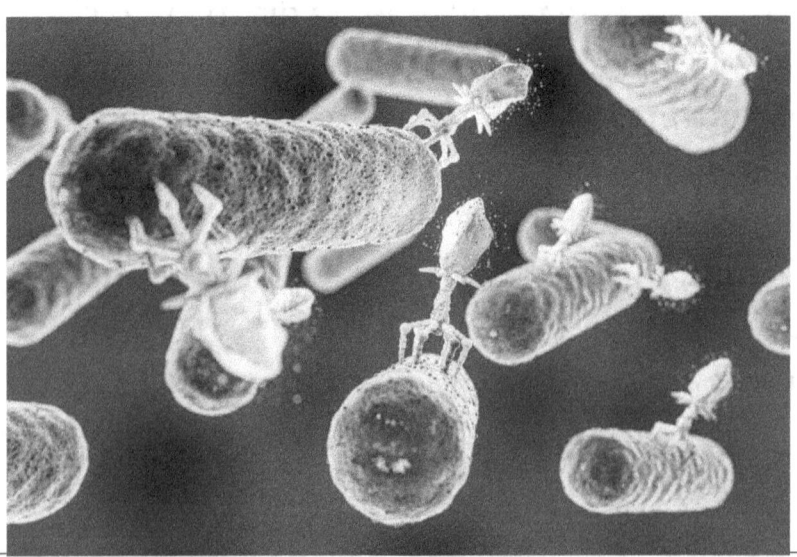

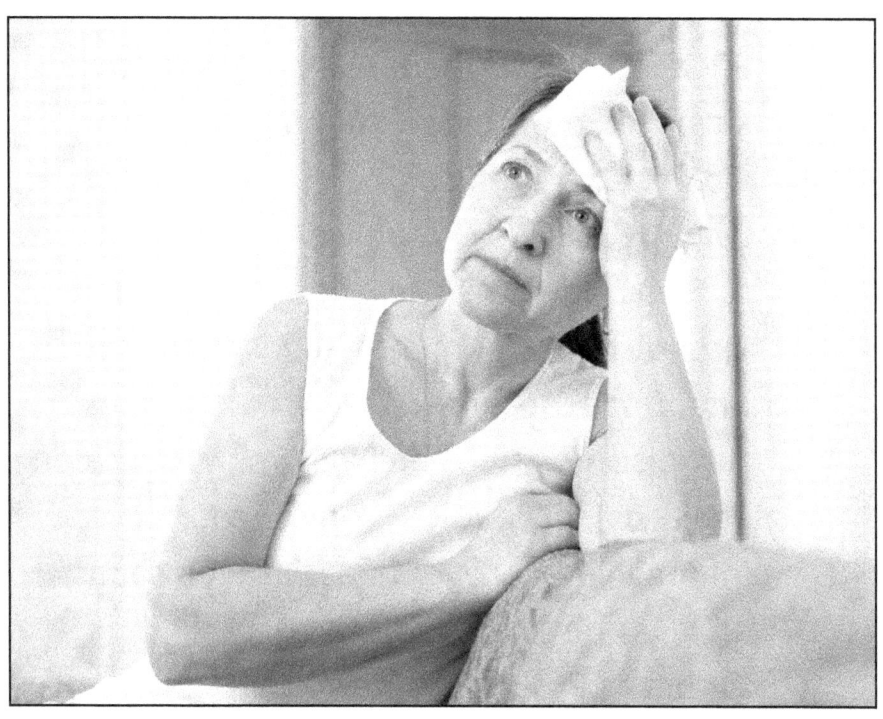

Con las infecciones vienen las visitas a urgencias, las visitas al médico de cabecera y los ingresos en el hospital... ¡No es buen negocio, vamos!

En este capítulo hemos aprendido que:
- EPOC es la enfermedad del fumador y significa Enfermedad Pulmonar Obstructiva Crónica.
- La EPOC la causa el tabaco.
- La EPOC puede dar tos, flemas, falta de aire (disnea) y aumenta el riesgo de infecciones respiratorias.
- Hay distintos tipos de EPOC: enfisema (con agujeros), bronquitis crónica (con inflamación), bronquiectasias (con sacos, en lugar de tubos estrechos).
- Al tener EPOC tienes más riesgo de contraer infecciones respiratorias: bronquitis aguda, neumonías... ¡Por eso hay que cuidarse más!

- La varicela se cura. La gripe se cura. Una neumonía se cura. La EPOC no se cura. La EPOC no se cura nunca.

"¡Doctor, vaya con usted! La última frasecita se las trae…"

Bueno, paciencia: no se cura pero se puede tratar, ¡así que tampoco hagamos un drama! Pero para eso antes habrá que hacer algunas pruebas.

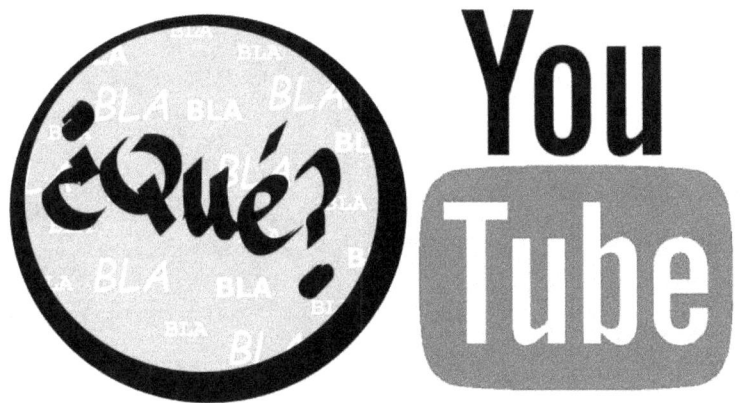

¿QUÉ PRUEBAS ME HA PEDIDO?

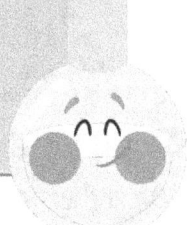

Os voy a hacer una confesión: a los médicos

nos encanta pedir pruebas. ¡Cuantas más, mejor! No importa cuáles, lo importante es el número de ellas. Un buen médico pide muchas pruebas. Si no, como que no tienes prestigio. Te desinflas.

Es broma (aunque a veces puede parecer cierto ¿verdad?): las pruebas las pedimos para tener más información acerca de ti y de tu enfermedad. Son necesarias para saber más de ti y atinar en el consejo a darte y el tratamiento que ponerte. También las utilizamos para ver qué tal te va el tratamiento, cómo es tu evolución.

A veces pedimos muchas pruebas, otras veces ninguna y sólo nos interesa que en la próxima consulta nos cuentes cómo te sientes. El número de pruebas, y cuáles en concreto se piden, depende de tus características como paciente.

RECUERDA: ¡tú eres único para tu médico!
Así que no andes comparando qué pruebas le pide el Dr. Mengano al vecino del quinto ¡Que te vas a liar!
No obstante, te quiero explicar las pruebas más frecuentes que pedimos a un paciente con EPOC.

1.   ESPIROMETRÍA

O también llamada "la prueba de soplar por excelencia". Es la prueba estrella para los pacientes con EPOC. La realiza una enfermera y consiste en respirar de una determinada manera a través de un tubo que se pone en la boca. Llevarás unas pinzas en la nariz para asegurarnos que respiras por la boca. En un momento dado la enfermera susodicha empezará a chillar: "¡Sople!¡Sople!¡Sople!" y si es la primera vez que haces la espirometría, das un respingo, te asustas y te quedas pensando: "¡Qué carácter tan horrible tiene la señora esta!". Luego cuando pasa el tiempo y haces más espirometrías te das cuenta que todas las enfermeras son así y que unas chillan más y otras menos (dependiendo del salero de cada una) pero que están en la obligación de animarte a soplar mucho y muy rápido.

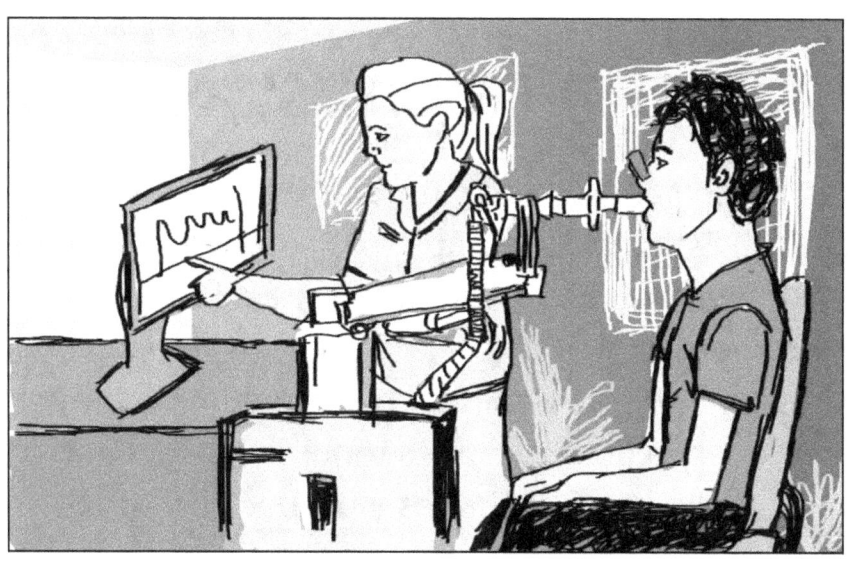

¿Por qué? Porque si recuerdas la "O" de EPOC significaba *obstructiva,* y esa obstrucción es la dificultad que tiene el aire de salir de tus pulmones cuando la enfermera te grita "¡sople!".
Si en el primer segundo de tu soplido sale mucho aire tendrás muy poca obstrucción (eso es bueno).

Si en ese primer segundo sale poco aire tendrás mucha obstrucción (eso no es tan bueno, pero es lo típico de la EPOC).

Los médicos que tratamos a pacientes con EPOC solemos pedir periódicamente espirometrías para ver cómo está esa obstrucción. Es normal que vayas teniendo cada vez más obstrucción, pero lo que queremos es que esa evolución sea muy lenta.

2. TEST DE DIFUSIÓN

O también llamado por sus siglas en inglés: "DLCO". Esta prueba también es "una prueba de soplar" pero de una manera distinta a la espirometría.

Suele consistir en respirar a través de un tubo que se pone en la boca, después tendrás que aguantar la respiración diez segundos y después echar el aire.

Con esta prueba vemos cómo de bien se intercambia, dentro de tus pulmones, el oxígeno que entra en el cuerpo con el dióxido de carbono (o CO_2) que sale del cuerpo. Es otra característica que nos interesa saber en los pacientes con EPOC, sobre todo si la EPOC es avanzada.

Ya ves que hasta ahora las pruebas que pedimos no duelen ni nada ¡Te quejarás!...

3.   PLETISMOGRAFÍA

¡Vamos de mal en peor: qué nombres tan endiablados!
Bueno, no te estreses, a esta prueba la llamaremos "la prueba de la cabina" ¡y santas pascuas! Así mejor, ¿verdad?

La pletismografía (o prueba de la cabina) también es una "prueba de soplar". Te la hará la misma enfermera que te hizo las anteriores.

Consiste en entrar a una cabina cuyas paredes y techo son transparentes. Allí dentro te sentarás en una silla, habrá un aparato con una boquilla (un tubito) en el que tendrás que poner la boca y respirar como te indique la enfermera.
La enfermera está al lado tuyo pero fuera de la cabina.

A veces la llaman "pletis" que suena mejor ¿no?

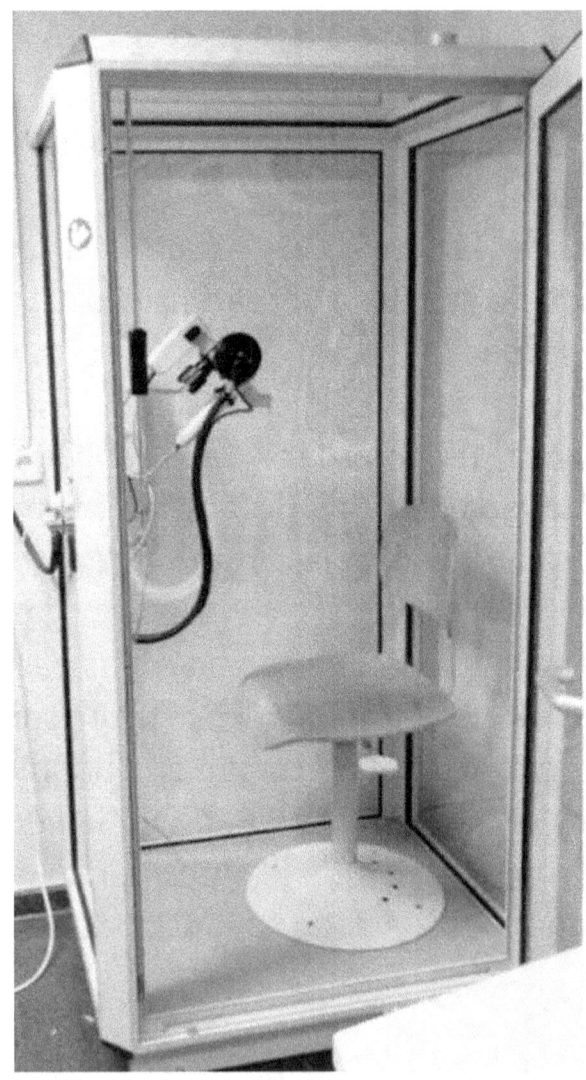

Cabina de pletismografía

Llevarás unas pinzas en la nariz para asegurarnos que respiras por la boca, y aunque la cabina hay que cerrarla, como todas las paredes son transparentes no agobia ni nada ¡Además sólo dura unos minutos!

Gracias a "la prueba de la cabina" podemos ver si tienes mucho aire "atrapado" en tus pulmones, es decir, aire que entró a tus pulmones pero por culpa de la EPOC (que es tu enfermedad) no puede salir de ellos.

Si tienes mucho aire atrapado es más probable que tengas sensación de "falta de aire" (disnea) al andar.

4.   TEST DE LA MARCHA

También llamado "la prueba de andar" o test de la marcha de los 6 minutos, porque dura seis minutos. En esta prueba, para la que tendrás que traer calzado cómodo, la enfermera te señalará un recorrido en un pasillo (a veces este recorrido estará marcado con una línea en el suelo, o con conos pequeñitos, como los de tráfico) y te dirá que andes lo más rápido que puedas durante seis minutos. Llevarás un reloj de muñeca especial (un pulsioxímetro, luego que te cuento).

Durante esos seis minutos puedes pararte las veces que necesites, el tiempo que necesites para coger aliento, pero recuerda que nos interesa saber cuánto es el máximo de metros que puedes andar en seis minutos, así que no conviene que te pares si no lo necesitas.

Al final de los seis minutos vemos los metros que has recorrido, los datos del pulsioxímetro, la disnea (falta de aire) y el cansancio de piernas que tienes.

El test de la marcha nos sirve para saber cuánto te limitan los pulmones el ejercicio físico y si te baja mucho el oxígeno cuando andas.

5.   RADIOGRAFÍA DE TÓRAX

Esta prueba también es un clásico para los pacientes EPOC. Las solemos hacer siempre de dos en dos: una radiografía de frente y otra de lado. ¡Como las fotos de los delincuentes, vamos! (¡sin faltar, eh! ¡sin faltar!).

Estas radiografías o "Rx" como abreviatura, nos sirven para ver más allá de la piel.

Dentro del pecho veremos las siluetas y sombras de lo que hay dentro: pulmones, corazón, arterias, venas...

Así podemos ver si en los pulmones hay un exceso de aire atrapado (están demasiado hinchados), hay mucho enfisema (agujeritos), bullas (agujeros grandes) o bronquiectasias (tubos gordos). Con la radiografía también podemos ver si hay neumonía (se ve como una mancha blanca) u otro tipo de manchas que pudieran ser otras cosas más serias (entre otras, un tumor).

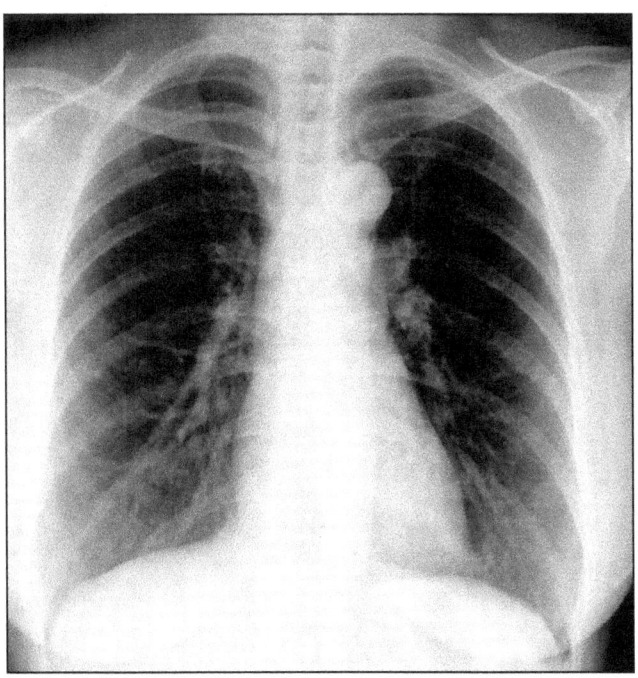

6. ANALÍTICA DE SANGRE

Esta prueba te sonará más porque se hace muy frecuentemente aunque sólo sea para hacerse un chequeo médico rutinario.

En ella, una enfermera te sentará en una silla y con una aguja muy chiquitilla y muy finita, te pinchará el brazo (suele ser ahí donde se pincha) para sacarte sangre.

Esa sangre luego se analiza y se pueden ver distintas cosas: el colesterol, el azúcar, la hemoglobina (que significa ver si tienes anemia o lo que es lo mismo: si tienes suficientes glóbulos rojos de la sangre), etc.

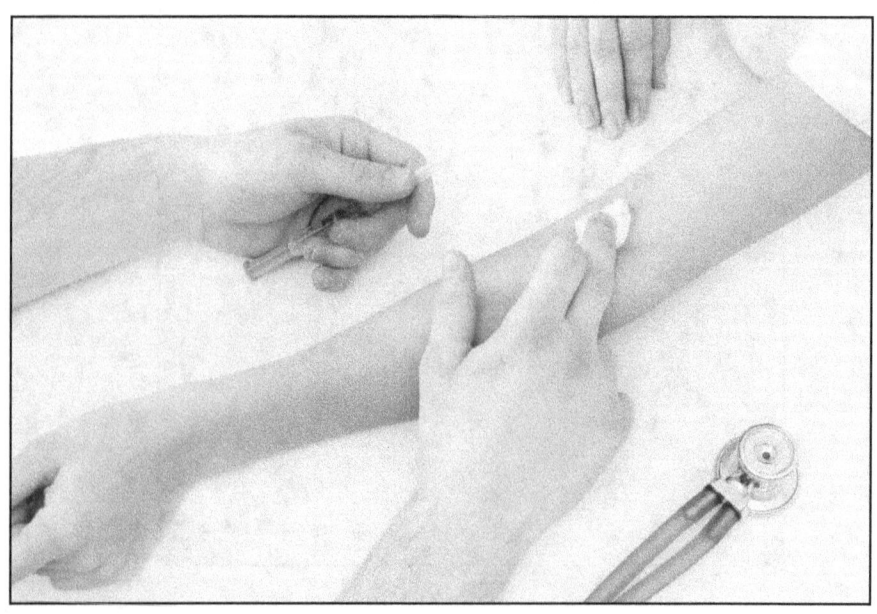

La analítica que pedimos los **neumólogos** (tu especialista de los pulmones, y por lo tanto de EPOC) suele ser un poco distinta a la que piden otros médicos (médico de cabecera u otros especialistas). A cada médico le interesa ver algo concreto en tu sangre, por eso aunque te hayas sacado recientemente una analítica, pude que no nos sirva y tengamos que repetirla (o puede que sí, tú informa a tu médico y él decidirá).

Al neumólogo le interesa sacarte, al menos una vez en la vida, una analítica especial para ver si tu hígado produce una proteína que protege al pulmón de las agresiones (humo, contaminación, etc). Esta proteína se llama **Alfa-1- antitripsina**. No hace falta que te aprendas el nombre. Además esta analítica se saca como otra cualquiera, no te preocupes.

7. GASOMETRÍA ARTERIAL

Es un tipo de analítica (una extracción de sangre, un pinchazo) que duele un poco más.

No es que te haya tocado una enfermera en prácticas es que en las analíticas normales se pincha una vena y se saca sangre de ahí y en esta analítica se pincha una arteria, que duele más.

Se suele pinchar en la muñeca y es necesaria para saber con seguridad cuánto oxígeno y CO2 llevas en la sangre.

Antes de esta prueba no hagas ejercicio y procura 2 horas antes no fumar (si es que aún fumas). Lo bueno es que no tienes que estar en ayunas para esta prueba.

Recuerda que los pulmones son los encargados de conseguir el oxígeno del ambiente y pasarlo al cuerpo. Si te funcionan mal los pulmones, por la EPOC, es posible que tengas el oxígeno bajo en la sangre.

Si lo tuvieras muy bajo el médico te pondrá oxígeno (ver Capítulo 8: oxígeno)

Además los pulmones son los encargados de eliminar el gas malo (el CO2) del cuerpo. Si te funcionan mal los pulmones puede ser que acumules CO2 en la sangre.

Si tuvieras el CO2 muy alto el médico valorará ponerte un **respirador** (una máquina para ayudarte a respirar; normalmente sólo por la noche ¡no te me agobies!). (Ver Capítulo 8: respirador)

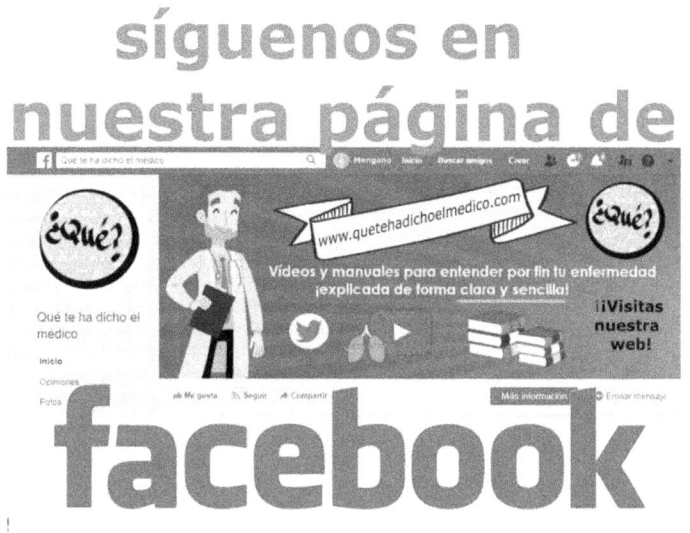

8.   PULSIOXIMETRÍA

Esta prueba utiliza un aparato pequeñito, como una pinza de tender (el "pulsioxímetro") que se pone en el dedo.

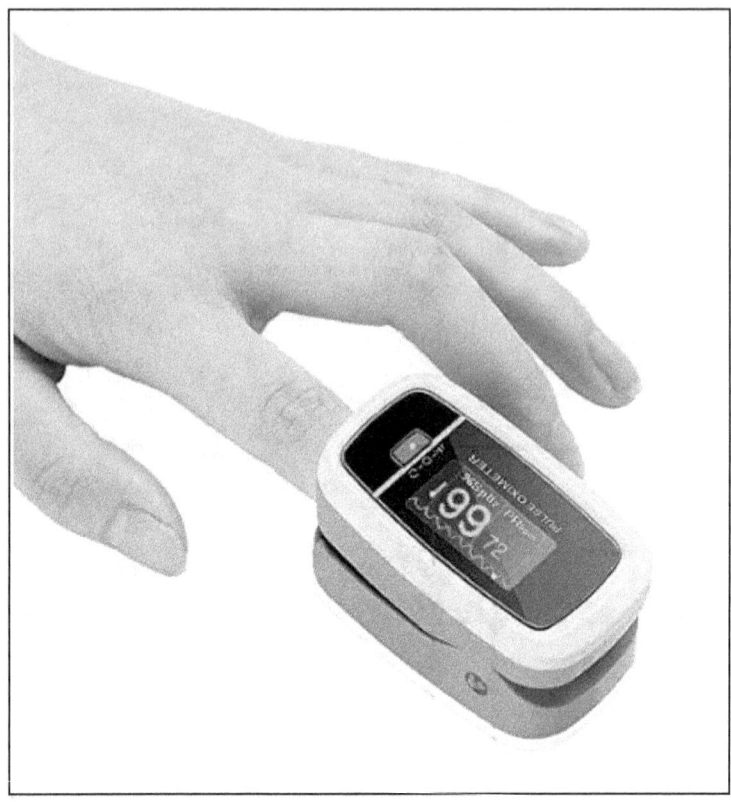

El pulsioxímetro hace una estimación de cuánto oxígeno tienes en la sangre.

Es parecido a la gasometría, sólo que no es tan precisa y sobre todo que no estima el CO_2 de la sangre, sólo el oxígeno. Igualmente, es muy útil, porque a diferencia de la gasometría, la pulsioximetría no duele nada "¡Así sí nos gustan las pruebas, doctor!".

Cuando estás haciendo el Test de la Marcha de los 6 Minutos te ponemos un pulsioxímetro de muñeca, que mide lo mismo pero se ata a la muñeca con una correa, como un reloj especial, y siempre con una pinza en un dedo.

9.   ELECTROCARDIOGRAMA

Esta prueba tampoco molesta nada ¡Qué bien! Como es un nombre muy largo (¡Anda que nos gustan los nombres largos y enrevesados, eh!) lo acortamos y lo llamamos "electro" o "ECG".
El caso es que consiste en tumbarse en una camilla y dejarse el pecho descubierto. Entonces una enfermera (o enfermero ¡Vaya! Que digo eso porque es lo más frecuente) te pondrá unas pegatinas redondeadas en los hombros, las muñecas, las caderas y el pecho. Luego de cada pegatina colgará un cable de color. ¡Tú relajado, eh! ¡Que no da corriente ni nada! Y aprieta un botón.
Lo que hacemos con esta prueba (el electro) es recoger cómo late tu corazón. Esos cables van a una máquina, de donde saldrá una hoja cuadriculada que tendrás que llevarle al doctor (¡o doctora, caray! ¡Lo mismo da!).

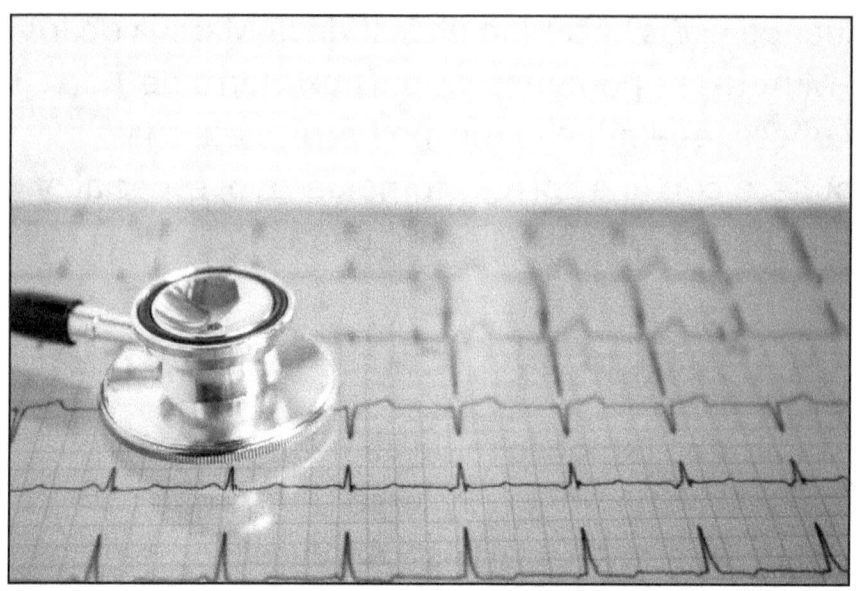

"Pero si lo que tengo es EPOC que es de los pulmones ¿por qué me pide pruebas del corazón?" Porque todas las partes del cuerpo están en relación entre sí y si tienes EPOC es posible que tu corazón se resienta.

10. ECOCARDIOGRAMA

Vamos a acortar esta palabra llamándola "Eco" o incluso "eco-cardio". Ésta también es una "prueba del corazón" como el electro.

El ecocardio consiste en… ¿tú te acuerdas de la prueba que le hacen a las embarazadas en la tripa, que les pasan un gel, para ver al bebé?

¡Pues igual! Igual pero en el pecho en lugar de la tripa, y para ver tu corazón.

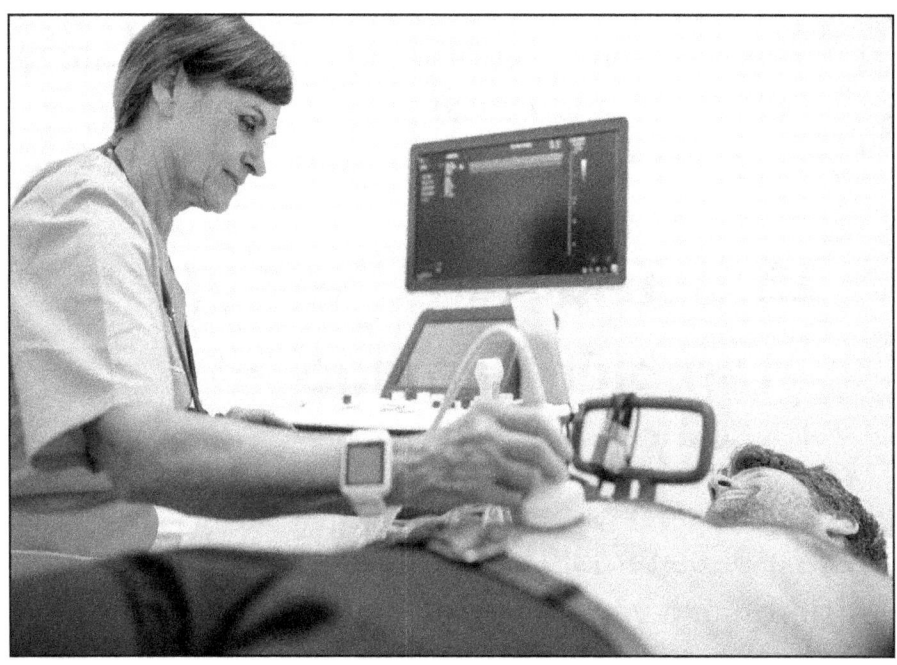

Así, también te tienes que tumbar en una camilla, descamisarte, y un médico – a veces son otros profesionales no médicos – te pasan el gel ese y con una "cámara" van haciendo vídeos de tu corazón desde distintas posiciones.

Luego esos vídeos se revisan y se hace un informe escrito de cómo está tu corazón, si está todo en orden o no.

Nos sirve para saber si late con fuerza, si hay alguna zona del corazón que no se mueve (podrías haber tenido un infarto) o si tienes algún problema en las válvulas del corazón. (Las válvulas son como puertas que tiene el corazón por dentro y se abren y se cierran dejando pasar la sangre de una "habitación" a otra de tu corazón).

11. TAC DE TÓRAX (o también llamado ESCÁNER)

Esta prueba también te sonará porque se la hicieron una vez a Pepe, el vecino del quinto o incluso de haberla oído en alguna serie de televisión.

Aclaración: _No todos los médicos nos parecemos a George Cluny en la serie "Urgencias"._
PD: digo "no todos" porque da la casualidad de que yo soy clavadito, pero vamos...

Hacerse un TAC (o veces también ponemos sólo TC, que son siglas de tomografía computarizada, ¡no lo necesitas saber!)...

Como decía, hacerse un TAC o un escáner es como hacerse "muchas radiografías seguidas". Y la diferencia con las radiografías es que se ven mucho mejor todo lo que hay dentro de ti: esta vez ya no son siluetas ni sombras sino "fotografías muy precisas".

Un TAC lo podemos hacer de cualquier parte del cuerpo pero a los pacientes con EPOC se lo haremos del pecho (que se llama tórax) que es donde están los pulmones y el corazón.

En esta prueba te tumbas en una camilla especial, que se moverá para pasar por debajo de "un túnel" que tiene alrededor: es como si pasaras, tumbado, por el agujero de un dónut gigante.

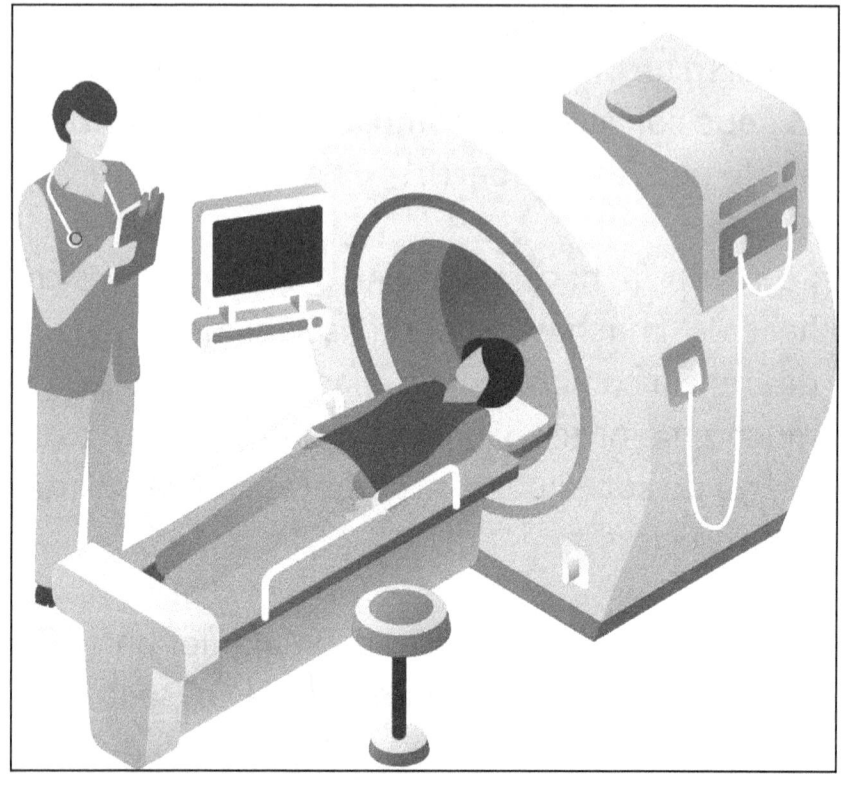

El TC te lo pueden hacer con contraste o sin contraste. La diferencia es que al tumbarte en la camilla te inyectan en la vena un líquido que es el contraste para ver mejor los vasos sanguíneos. ¡Si has tenido alguna vez alergia al contraste es importante que lo digas! Lo normal es que no tengas ningún problema.

La camilla pasa poco a poco por debajo del túnel y en total dura unos 5-10 minutos, ¡Ya ves que la prueba en sí no dura nada!

Gracias a esta prueba tu médico podrá saber cómo son tus pulmones por dentro: si hay mucho enfisema, si hay cicatrices dentro de tu pulmón y si sospechaba una mancha en la radiografía con el TAC de tórax se verá mucho mejor.

12.   CULTIVO DE ESPUTO

Con esto nos referimos a "analizar el gargajo" "estudiar la flema" que echas al toser.
Como ya hemos visto los pacientes con EPOC pueden tener flemas aunque no estén acatarrados. Si esto es así, a tu médico le interesa mucho saber si en esa flema hay algún bichito (algún microorganismo) que está ahí viviendo.

Esta prueba consiste en que te dan un bote pequeño (del tamaño de un yogur más o menos) y ahí tienes que echar "un buen pollo". Tú me entiendes, ¿no? No vayas a echar salivilla de la boca que esa no nos sirve para nada. Eso sí: con que eches un único esputo en cada bote es suficiente.

PD: De esto no te voy a poner una foto. Lo siento, pero no.

Nada más lo hayas echado lo tienes que traer al hospital para que se analice. Según el bichito que el médico sospeche que tiene tu esputo se tarda más o menos en analizar, por eso es importante que traigas el esputo con tiempo antes de la consulta. ¡No lo vayas a traer tan sólo dos días antes! Tu médico te dirá con cuánta antelación tienes que traerlo.

Si no puedes traer el esputo ese mismo día, déjalo en tu nevera, fresquito, y lo traes al día siguiente, o al siguiente (¡pero no lo dejes ahí muchos días más que es una guarrería!).

Es muy importante saber si hay un microorganismo en tu esputo porque si es así a veces el médico querrá ponerte un antibiótico para matarlo (aunque no tengas fiebre ni nada).

UNA COSILLA MÁS:

Por supuesto esta serie de pruebas no quitará que tu médico te haga una buena exploración física: el médico te observará, te auscultará (principalmente el corazón y los pulmones, que es cuando se pone ese aparatillo tan gracioso en las orejas y te acerca el extremo a la espalda o al pecho) y hará las observaciones que considere pertinentes.

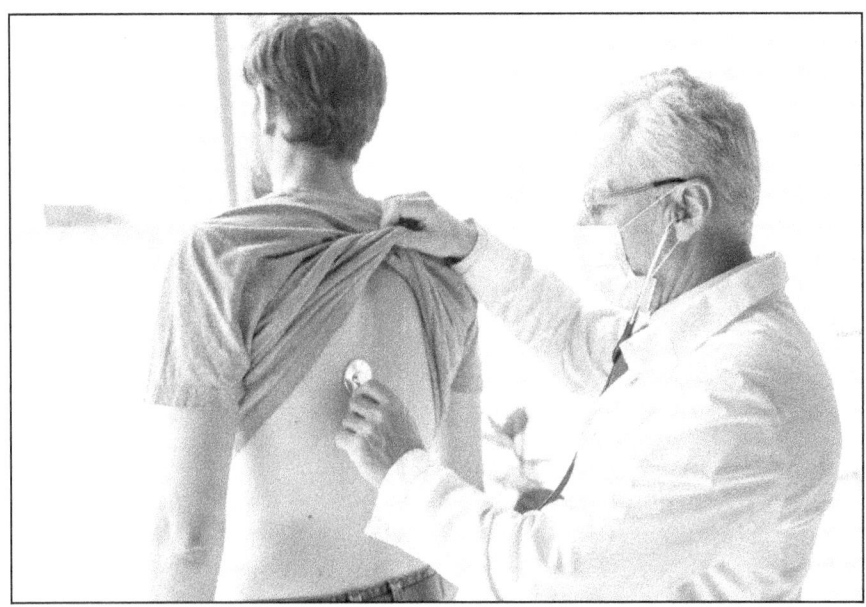

En este capítulo hemos aprendido que:
- Los médicos te hacen pruebas para saber más de tu enfermedad y poder ayudarte mejor.
- Hay muchas pruebas: el médico elegirá en cada momento la más útil para ti ¡No te compares con Pepe, el del quinto!
- Saber en qué consiste la prueba te dejará más tranquilo y te asegurarás de hacerlo bien.

¿QUÉ ME ESPERA EN EL FUTURO?

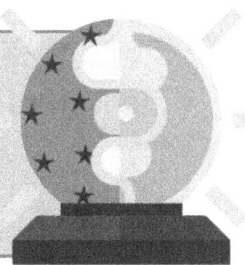

EVOLUCIÓN DE LA ENFERMEDAD

Aquí vamos a recordar que la EPOC es una enfermedad incurable. Así que nadie puede decir: *"Hace seis años tuve EPOC pero ya me curé".* Eso no puede pasar. Lo que sí puede pasar es que esté tan bien controlada la enfermedad que apenas se dé cuenta de que la tiene (pero ya doy una pista para capítulos siguientes: ¡No se controla sola! Hay que poner tratamiento de pastillas e inhaladores, ejercicio y dieta).

Y a lo que va a pasar en el futuro con esta enfermedad crónica se llama "evolución". Hay distintas evoluciones:

- Pacientes con EPOC que se estabilizan, es decir que la enfermedad no va a peor (o si va a peor, es muy lentamente, así que con eso nos podemos conformar).

- Pacientes con EPOC que van empeorando su obstrucción más rápidamente y que cada vez tiene más fatiga (disnea): Esto no nos gusta nada a los médicos y querremos hacer más pruebas y cambiar el tratamiento que tenía hasta ahora.

AGUDIZACIÓN DE EPOC:

Vale, esto es muy sencillo de explicar: la EPOC es una enfermedad crónica ¿verdad? Pues hay momentos en los que esta enfermedad se pone "momentáneamente" peor. A estos momentos se les llama "agudizaciones de la EPOC".
Estos empeoramientos puntuales de tu enfermedad se pueden deber a varias causas (y es importante averiguar a qué se deben para tratar de que no se repitan).

Posibles Causas de agudización de EPOC:
- **No cumples el tratamiento**: Ya sea porque no te da la gana, ya sea porque, con toda la buena intención del mundo, no comprendiste las indicaciones de tu médico.
- **Cumples el tratamiento pero no lo haces correctamente**: Aunque hagas los inhaladores todos los días si los estás haciendo mal ¡Es como si no los usaras en absoluto! Así que tu EPOC puede empeorar. Te recomendamos los vídeos de nuestro canal de youtube.
- **Tienes una infección respiratoria:** ya sea una bronquitis aguda o incluso una neumonía. Y esta infección empeora los síntomas de tu EPOC.
- **Tienes otra enfermedad que empeora los síntomas de EPOC:** Y eso lo tiene que pensar tu médico: podría ser insuficiencia cardíaca, podría ser un tromboembolismo pulmonar, etc
- **Te has saltado tu dieta:** si tienes una dieta específica para una enfermedad y la dejas de

hacer es probable que empeore esa enfermedad y se pueda confundir con EPOC.

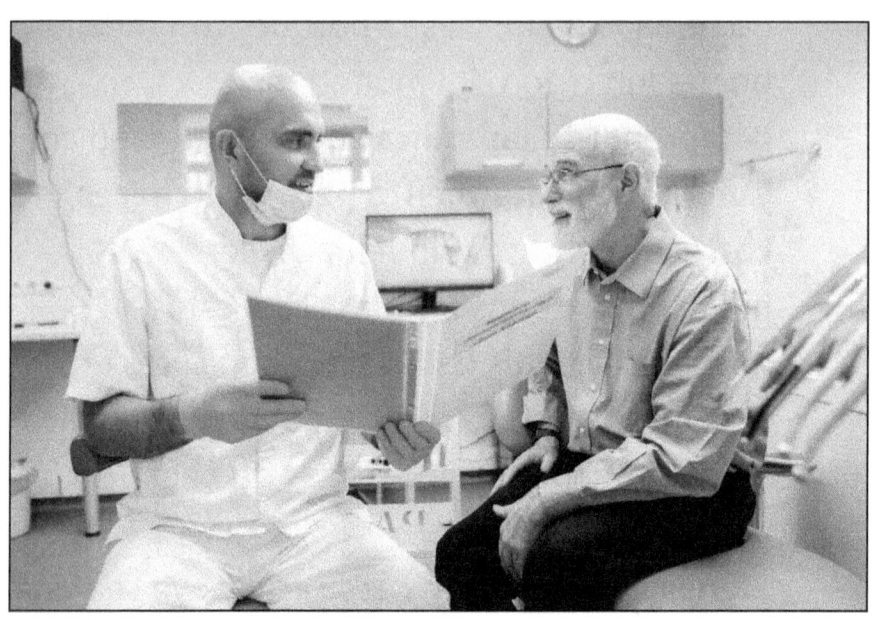

¿CÓMO SABER SI MI EPOC ES GRAVE?

La evolución de la EPOC, es decir lo que podemos esperar de tu enfermedad mañana o pasado va a depender de cómo de grave está tu EPOC ahora mismo.

Esa evolución que espera el médico que tenga tu enfermedad también se llama "pronóstico" porque el médico pronostica qué te va a pasar mañana, como el señor del tiempo pronostica si va a llover o no mañana en Sevilla).

Pues bien, la gravedad de tu EPOC se puede medir por distintas cosas:

1. **¿Cuánta obstrucción tienes?**

   En el capítulo anterior ya hemos visto que gracias a la espirometría podemos ver si el aire dentro de tus pulmones se queda atrapado y le cuesta salir. Y también hemos visto que le puede costar salir mucho o poco. Pues bien: si tienes mucha obstrucción en la espirometría tu EPOC está más grave (¡Recuerda que la gravedad la valoramos en conjunto, no sólo por la obstrucción!)

2. **¿Cuántos síntomas tienes de EPOC y cómo de intensos son?**

   Sobre todo ¿cuánta fatiga tienes al caminar? Lo que llamábamos "disnea" ¿te acuerdas? Si tienes mucha sensación de ahogo cuando caminas tu enfermedad está más grave. ¡Pero sería un error dejar de caminar para no sentir disnea! A pesar de que tu EPOC fuera grave es importante que camines todos los días según tus posibilidades.

3. ¿Cuántos catarros gordos has tenido en el último año?

De esos que obligan a tu médico de cabecera a ponerte antibiótico u otros medicamentos para los pulmones, o incluso a ingresar en el hospital.

Si ingresas en el hospital una vez al año o si tienes dos o más catarros "gordos" que tu médico de cabecera tiene que tratar también significa que tienes tu EPOC más grave.

¡Asegúrate que tu médico sabe que te pasa esto porque en estos casos solemos probar tratamientos especiales para intentar evitar que te vuelva a pasar lo mismo el año que viene!

4. Necesitas oxígeno

Todavía no hemos llegado al capítulo de tratamientos pero te adelanto que cuando la enfermedad del fumador está avanzada tus pulmones no son capaces de conseguir todo el oxígeno que necesita tu cuerpo y por eso el médico te pone "oxigenoterapia". Así que el hecho de necesitar oxígeno significa que tu EPOC es más grave que si no lo necesitaras. ¡Aviso a navegantes! No vayas a ser tan cazurro (¡te lo digo con cariño, eh! que conste) de empeñarte en rechazar el oxígeno porque "si me pongo oxígeno eso significaría que estoy peor". Si necesitas oxígeno, ¡lo necesitas y punto! El hecho de que no te lo pongas no va a hacer que tu EPOC sea más leve (seguirá siendo grave pero irá peor porque no te estarás poniendo algo que necesitas).

5. **¿Mi EPOC afecta a otras partes de mi cuerpo?**
Por último para saber cómo de grave es tu EPOC, los médicos nos fijamos también en si por culpa de tu EPOC estás demasiado delgado, o por ejemplo de si tu EPOC ha afectado a tu corazón.
Si esto es así también indica más gravedad que si no tuvieras esas alteraciones.

¿HAY ALGUNA ALTERNATIVA MÁS CUANDO MI EPOC ESTÁ TAN GRAVE?

En pacientes jóvenes (menos de 65 años) en los que la enfermedad está muy avanzada o se piensa que puede avanzar muy rápido tu médico valorará contigo la posibilidad de remitirte a una **Unidad de Trasplante Pulmonar.**

El trasplante de pulmón no es ninguna solución definitiva y maravillosa por la que alguien pasa de estar muy enfermo a estar sano.
Esta medida es una medida que se toma sólo cuando no hay otra opción porque conlleva una operación muy seria y un sinfín de pruebas antes y después del trasplante. Además, como es algo tan serio, se necesita que no tengas ninguna otra enfermedad importante (nada de corazón, nada de riñones, etc).
Ten en cuenta que para que tu cuerpo no rechace ese pulmón que venía de otra persona, tendrás que tomar mucha medicación que te baja las defensas, así que hay muchos riesgos de infecciones y tumores.
Como ves, no es una decisión fácil de tomar y por eso tu médico y tú lo hablaríais tranquilamente.

En este capítulo hemos aprendido que:
- La EPOC puede evolucionar de distintas maneras: quedarse más estable o ir a peor rápidamente.
- ¡Puedes cambiar la evolución de tu EPOC siguiendo tus revisiones y cumpliendo a rajatabla tu tratamiento!
- A veces la EPOC se pone puntualmente peor: estas son las agudizaciones.
- El trasplante de pulmón puede ser una opción en pacientes jóvenes con EPOC avanzada y sin otras enfermedades.

¿PUEDO SEGUIR FUMANDO?

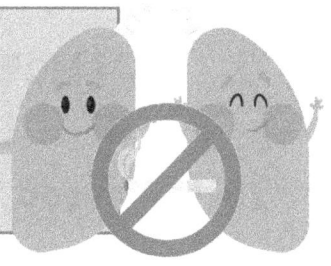

¡A y, amigo! ¿Tú que crees?

Si hemos dicho que la EPOC es "la enfermedad del fumador" y que la causa principal es el humo del cigarrillo parece obvio que no deberías seguir fumando.

De hecho, dejar de fumar es una de las partes más importantes de tu tratamiento.

Y luego hablamos del resto del tratamiento en el siguiente capítulo, pero "dejar de fumar" se merecía un capítulo entero.

(por merecer se merece un manual enterito, pero estamos en ello, mire usted).

PUNTUALIZACIONES:

"¿Pero... puedo seguir fumando?"

Por poder, claro que puedes. Puedes fumarte un cigarrillo detrás de otro hasta acabarte el paquete. Y aquí paz y después gloria.

Los médicos somos personas que por nuestra profesión y vocación queremos ayudarte. ¡Esto no implica regañarte! No implica ponerte malas caras y no implica enfadarse contigo si no sigues nuestros consejos.

Nuestra misión es clara: queremos informarte de todo lo relativo a tu salud. Y que luego tú decidas.

Queremos transmitirte que el tabaco causó tu enfermedad EPOC, que la evolución de esta enfermedad va a depender, en gran parte, de que dejes de fumar y de que la enfermedad puede fastidiarte mucho (pero mucho mucho).

Con esto último nos referimos a que tengas una sensación constante de "falta de aire" con el más mínimo esfuerzo, incluso aun estando quieto sentado. Oye ¡Y hazme caso! Sentir que te estás ahogando a cada minuto de verdad que no es agradable.

Si la enfermedad va mal no sería
 extraño que te tiraras gran parte de tus días ingresando en un hospital cada dos por tres, con infecciones, con dolor de pecho... ¡Vaya negocio!

Y por último decirte que no serías el primero que marcha para el otro barrio antes de tiempo por culpa del tabaco.

Que aunque seas de los que dice "¡Bueno, si morirse hay que morirse!" yo sé que luego, tú tranquilito, reposando en casa, piensas distinto: porque ya no habría tardecitas jugando a las cartas en el bar, charlando con los amigos en el parque, visitando a la familia... Y mejor no hablamos de familia, ¡que anda que el disgusto tan grande que se llevaría quien tú ya sabes no se lo quitaba nadie!

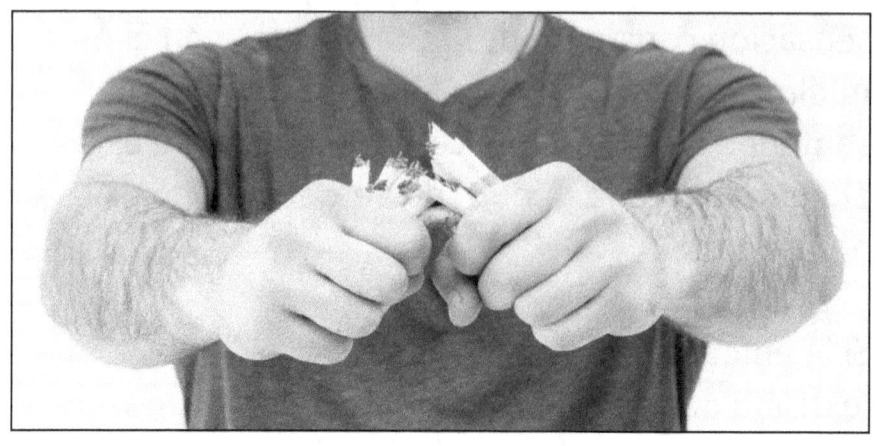

"Dejar de fumar: muy buena decisión"

"Pero bueno, doctor... ¡Y se quedará tan ancho después de decirme todo esto!" "Si me llega a poner toda esta parrafada al principio del libro ¡No me lo compro! Con eso le digo todo!" "Menudo mal cuerpo me ha puesto en un momento el matasanos este...".

De verdad, de verdad que mi intención no es ponerte mal cuerpo.
De verdad, de verdad que yo no quiero asustarte. ¡Que para dar miedo ya están las películas de terror!

Pero necesitaba que oyeras esto. Necesito que alguien te haya hablado muy claramente de lo que puede pasar. De lo que nos estamos jugando con esta decisión.

¿Y sabes por qué lo hago? Porque no me perdonaría nunca que pasaran los meses o los años, tu EPOC empeorara (o te diera cáncer de pulmón por ejemplo) y un día, en mi consulta, me dijeras: "Ya me podía haber avisado usted, doctor. Que yo no sabía lo que se me venía encima". "Si lo hubiera sabido habría dejado de fumar antes". Porque "No fume usted, que le sienta mal" es distinto a decir lo que acabas de leer. ¿Que se pone mal cuerpo? ¡Pues sí, un poco sí que se pone! Pero te hace pensar. Pensar de verdad qué es lo que quieres para ti.

¡Y eso es justo lo que quería yo! Que pienses, sabiendo todo lo que sabes ahora, si quieres seguir fumando o no.
Y cuando lo sepas: me lo dices.

Y si es que quieres seguir fumando ¡Aquí paz y después gloria! Como ponía al principio: que yo no soy quién para juzgar ni decirle a nadie lo que tiene que hacer con su vida.

Ahora: si después de pensarlo, mucho o poco, tienes claro que te encantaría dejar de fumar ¡Aquí me tienes para ayudarte! ¡Faltaría más!

Porque esa decisión, dejar de fumar, sí que mejoraría mucho tu salud.

Y luego vendrán los: "me encantaría pero me da miedo no conseguirlo" o "me encantaría pero no sé cómo hacerlo" ¡que de esos ya nos encargaremos nosotros! Lo importante es que decidas qué quieres hacer, y luego pensamos como hacerlo. Juntos. Tú y tu médico. En esta lucha no vas a estar solo.

Pero insisto: ni tu médico ni tus familiares (por mucho que te quieran) deberían taladrarte la cabeza obligándote a que dejes de fumar.
Porque ¡te cuento un secreto! Nadie deja de fumar obligado. Nadie. O quieres tú o no hay tu tía.
Así que ¡Hala! A pensar.

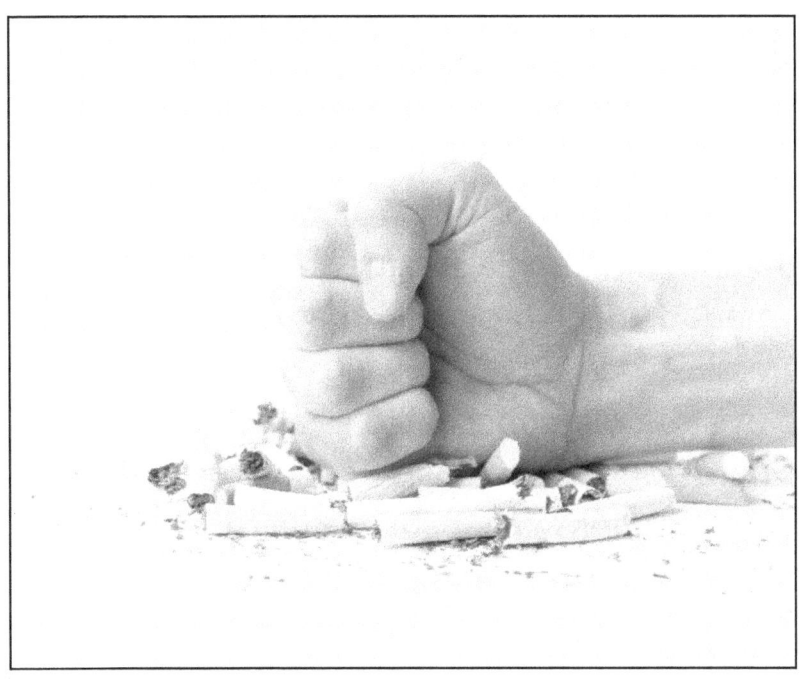

"Y si todavía fumo... ¿mejor no hago los inhaladores, no? ¿Para qué?"

Menos mal que hemos sacado este tema. El primer consejo que te damos los médicos es que dejes de fumar. Ahora, si sigues fumando ¡por lo menos haz el resto de cosas que te vienen bien!

Aunque fumes, es muy beneficioso que hagas los inhaladores y el resto de tratamientos que te haya puesto tu médico.

Es como "por un lado tomarse el veneno y por otro lado tomarse el antídoto" ¡Una tontería muy grande, vamos! Pero hasta que te decidas a dejar de fumar es lo mejor que puedes hacer. Con una salvedad: realmente los inhaladores no son "el antídoto del tabaco". Aunque cumplas el tratamiento a rajatabla si sigues fumando tu enfermedad puede progresar más rápido que si no fumaras.

¡Pero oye! De momento ¡Algo es algo! Ahora sí: no dejes para dentro de mucho tu decisión de dejar o no de fumar. Piénsalo y háblalo con tu médico. Seguro que estará encantado de ayudarte o remitirte a otros médicos especializados en ayudarte a dejar de fumar.

En este capítulo hemos aprendido que:
- Poder, puedes seguir fumando, pero es muy mala idea.
- La EPOC empeorará más rápidamente al seguir fumando.
- Tienes que querer tú dejar de fumar ¡Que nadie te obligue!
- Aunque sigas fumando es conveniente que hagas los inhaladores todos los días.
- Si quieres dejar de fumar: díselo a tu médico ¡Hoy en día hay muchas ayudas: medicación novedosa, parches, chicles, etc!

¿QUÉ TRATAMIENTO ME HA PUESTO?

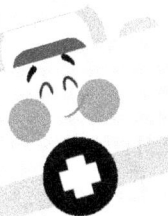

Bueno, ¿qué? ¡Ya hemos llegado al capítulo

que querías, eh! Pero recuerda que es muy importante entender en qué consiste la enfermedad y todas sus características para poder entender mejor por qué el médico te ha puesto el tratamiento que te ha puesto.

Aquí quiero hablarte de varias cosas:

El médico te recomienda un tratamiento. El tratamiento lo cumples (o no lo cumples) tú.

¡Esta idea es fundamental! Tú tienes una responsabilidad que cumplir. El médico llega hasta donde llega. El médico no puede mejorarte. Repito:

El médico no puede mejorarte. Sólo puedes mejorarte tú,
siguiendo sus consejos

Una vez que te he dejado esto claro (¡Qué a gusto me he quedado, por Dios!) quiero decirte otra cosa:

Casi nunca existe un único tratamiento para una enfermedad. Uno podría pensar: una enfermedad, un tratamiento; dos enfermedades, dos tratamientos. ¡Pero esto no son matemáticas! ¡Es tu salud! ¡Es el cuerpo humano, complejo y con miles de aspectos que se relacionan unos con otros!

Por eso el tratamiento para tu EPOC nunca va a ser una única cosa.

"¿Pero, doctor, yo tengo EPOC y a mí el Dr. Mengano sólo me ha puesto un inhalador?"

No conozco personalmente al Dr. Mengano pero seguro que es un excelente profesional. Muy probablemente estemos ante este caso:

"Don Eustaquio, usted tiene EPOC, la enfermedad del fumador. Tiene que utilizar este inhalador todos los días, no fumar, comer sano y hacer ejercicio".

Y el Dr. Mengano, que no tiene tiempo ni para levantarse a ir al servicio entre paciente y paciente, como no puede explicarte todo, decide explicarte cómo funciona el inhalador nuevo que te ha mandado.

Pero el resto que ha dicho: "no fumar, comer sano y hacer ejercicio" no es una coletilla sin importancia que el doctor repite como un papagayo. Esas indicaciones forman parte fundamental de tu tratamiento. Repito, que ya sabes que soy un pesado:

No fumar, comer sano y hacer ejercicio forma parte de tu tratamiento.
Es tan importante como utilizar el inhalador diario.

Lo puedo decir más veces pero no lo puedo decir más claro.

Así que ya ves que a ningún paciente con EPOC ¡a ninguno en absoluto! Se le recomienda sólo un tratamiento.

Vale, vamos a rizar el rizo con esta última idea, antes de empezar a explicar cada tratamiento por separado.

Para ello pongamos un ejemplo de cocina:

Mi abuela me ha dado la receta para hacer un bizcocho riquísimo, para ello se necesitan:

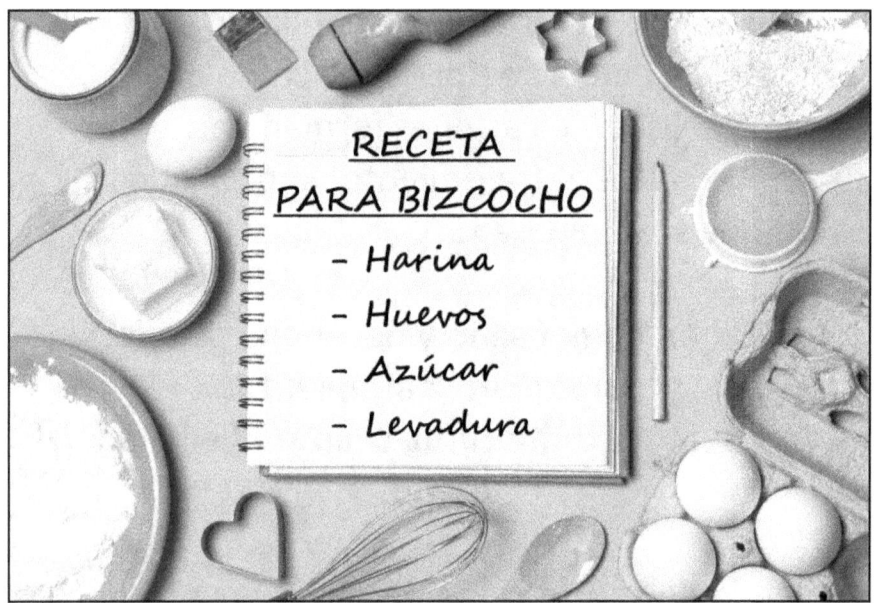

Y ahora voy yo y pienso:

"Lo mismo puedo hacer el bizcocho sin harina; voy a utilizar todo lo demás pero no la harina". ¿Y qué pasa? Pues que no me sale el bizcocho.

Si tú estuvieras en mi situación seguro que nunca pensarías: "El bizcocho no me ha salido porque no funcionan los huevos, el azúcar y la levadura. Voy a dejar de utilizarlos". ¿A que no pensarías eso? Seguramente pensarías: "A este bizcocho lo que le ha faltado es la harina que no he echado. La receta de mi abuela era con todos los ingredientes y debo utilizarlos todos a la vez para que me salga el bizcocho".

Pues esto, que en el mundo de la cocina se entiende muy fácilmente, cuando vamos al médico (y me incluyo yo cuando voy de paciente) no lo comprendemos.

El médico nos manda: "Don Eustaquio: tómese esta pastilla por la mañana, haga ejercicio, coma sano y utilice este inhalador mañana y noche".

Y llega Don Eustaquio y dice: "Me voy a tomar sólo el inhalador". En la siguiente consulta, Don Eustaquio le dice a su médico: "Dr. Mengano, el inhalador que me mandó no sirve, no me mejora" y no se da cuenta de que ha hecho el tratamiento sólo a la mitad. Es como si quisiera hacer el bizcocho sin harina. No es que no funcione el inhalador es que estaba pensado para que funcionase junto con la pastilla, el ejercicio y la dieta, no solo.

Tu salud es un bizcocho esponjoso y delicioso, pero sólo puedes conseguirla utilizando <u>todos</u> los ingredientes <u>a la vez</u>: pastillas, inhaladores, comida sana y ejercicio.

Cada bizcocho tiene su receta. Tu médico te dirá cuáles son tus ingredientes: ¡No te olvides de utilizar ninguno si quieres mejorar!

Recuerda que el primer tratamiento consistía en "dejar de fumar".

Vamos uno por uno con los demás:

1.   INHALADORES

La EPOC es una enfermedad que afecta principalmente al pulmón así que tiene sentido que los médicos empleemos medicamentos que se respiran.

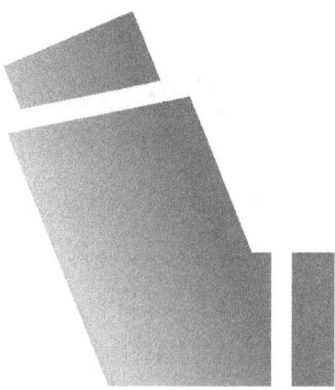

Al respirar, estos tratamientos llegan al fondo de los pulmones y pueden hacer su efecto: en concreto lo que buscan es abrir esos bronquios.

Esos tubitos – los bronquios – que están inflamados, con las paredes gruesas y estrechas por donde apenas puede pasar aire, y sobre todo: una vez que pasa, le cuesta mucho salir (¡obstrucción!) ¿Te acuerdas?

Pues este tipo de medicación lo que hace es desinflamar esas paredes y relajarlas para que no se estrechen tanto y pueda pasar bien el aire por ellos.

Al principio del capítulo ya hemos hablado de lo importante que es cumplir el tratamiento diariamente así que sé que ese no va a ser tu problema.

Lo malo es que, aunque tú tengas muy buena intención y utilices los inhaladores todos los días, ¡como los estés utilizando **incorrectamente** es como si no los estuvieras utilizando en absoluto!

"¡Qué disgusto más grande, doctor! Así que ahí estoy yo, como buen paciente suyo que soy, utilizando todos los días mis inhaladores, y ¿me dice usted que es como si no estuviera haciendo nada?"

Eso mismo le digo, amigo. Como quien tiene un tío en Alcalá, que ni tiene tío ni tiene ná.

La medicación que tienen esos inhaladores está pensada para hacer su efecto justo en lo más profundo de tus pulmones, así que si esa medicación se queda sólo en la boca no servirá de nada.

Por eso es tan importante que alguien te explique bien y sin prisa cómo hay que utilizar cada inhalador. Y, como hay muchos tipos de inhaladores, tu médico pensará contigo cuál es el más sencillo para ti y cuál es el que lleva la medicación mejor para ti.

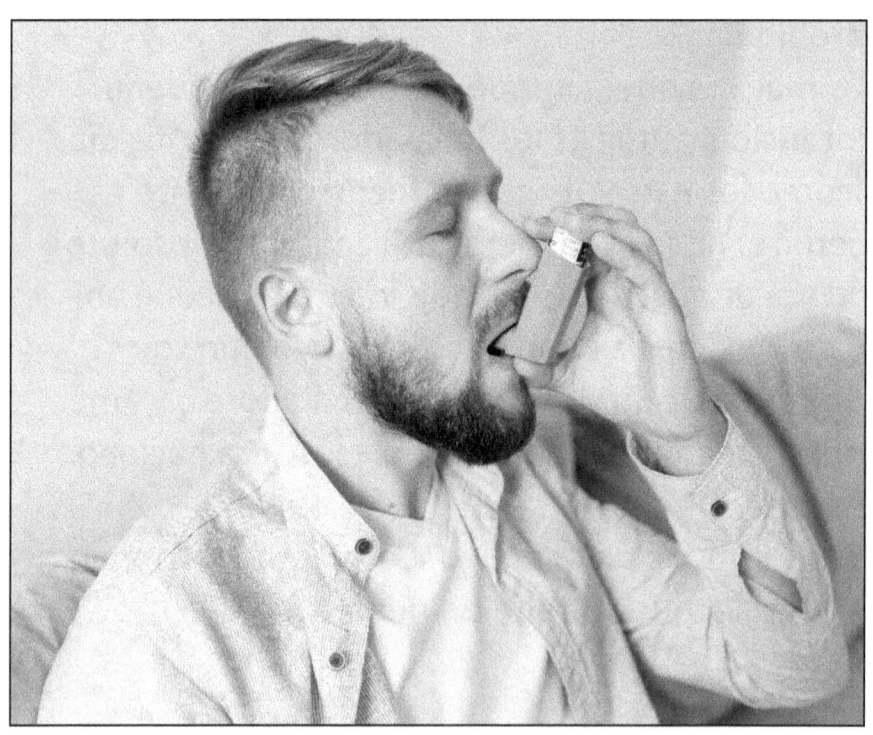

Y aquí volvemos al problema maldito del tiempo. No hay tiempo para estar 15 minutos largos explicándote cómo funciona el inhalador. En cada hospital se hace distinto: a veces son las enfermeras quienes te lo explican u otros profesionales sanitarios y en la mayoría de los casos es tu propio médico, en los últimos 3 minutos de la consulta.

¡Pero tú tranquilo! ¡En QUÉ TE HA DICHO EL MÉDICO tenemos la solución!

Hemos estado trabajando duro para hacer una serie de vídeos explicativos (totalmente gratis) donde se explican cómo funciona cada tipo de inhalador. ¿Qué bien, verdad? Sólo tienes que saber **"el apellido"** de tu inhalador y ver el vídeo correspondiente. Está en el apartado "EPOC" en la parte de "Tratamiento" y luego pinchas en "Inhaladores".

¿Los inhaladores tienen nombre y apellidos? ¡Hombre, como todo hijo de vecino! ¡No iban a ser ellos menos! (¡Es broma!)

Mira: el nombre (la primera palabra) habla de qué tipo de medicación lleva ese aparatito – ese inhalador –.

Los números hablan de qué dosis de esa medicación lleva: si son 500 miligramos, más, menos... A veces tu médico no escribirá números, eso suele significar que en la farmacia sólo venden una presentación con unos miligramos concretos que no se pueden elegir.

El apellido (la segunda palabra) habla del tipo de inhalador (de cómo es ese aparatito) donde está metida esa medicación. Y según sea un inhalador u otro habrá que respirar esa medicación de una manera u otra.

Lo siguiente que debe indicar tu médico es cuántas veces al día tienes que hacer esas inhalaciones: cuánto al día tienes que utilizar tu inhalador.

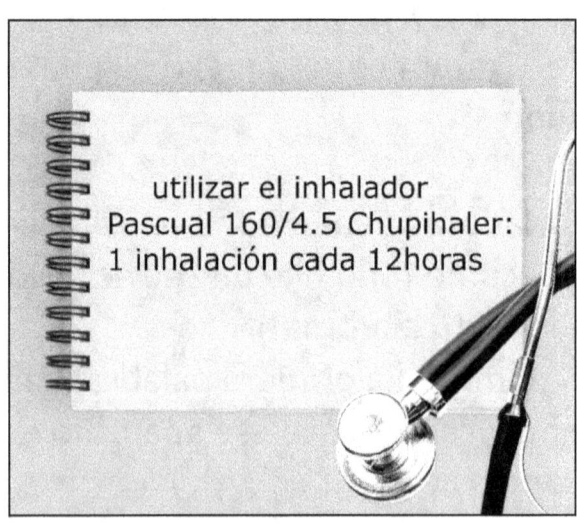

utilizar el inhalador
Pascual 160/4.5 Chupihaler:
1 inhalación cada 12horas

Ejemplo:

El nombre del inhalador es **Pascual** (realmente ese Pascual es un nombre comercial y corresponde a un medicamento concreto). En este caso son 2 medicamentos juntos por eso luego vienen dos números, que son las dosis de los medicamentos: 160 microgramos y 4.5 microgramos cada uno. Esto significa que en la misma respiración estás recibiendo dos tipos de medicamentos a la vez.

Lo siguiente es **Chupichaler**: este nombre se refiere al tipo de inhalador: ¿cómo es ese inhalador? ¿Es grande, es chico? ¿Hay que apretar un botón? ¿Hay que girar una rosca? Cada inhalador es distinto a los demás y se prepara de una manera distinta. Es importante saber cómo funciona, en este caso, el inhalador Chupihaler.

Por último el médico quiere que Don Eustaquio utilice el inhalador dos veces al día (por eso pone **"1 inhalación cada 12horas"**) y que, en este caso separe las inhalaciones 12 horas entre sí, no que haga las dos inhalaciones seguidas.

De nuevo, cada inhalador y cada medicamento se toma de una manera: unos se respiran sólo una vez por la mañana, otros cada 12horas, otros cada 8horas y otros no hay por qué tomarlos todos los días y te los pone el médico sólo "si precisa" que es lo mismo que decir "a demanda" o decir "de rescate": son inhaladores que los llevarás contigo en tus paseos y que sólo los utilizarás a lo largo del día si sientes esa sensación de falta de aire. Y si no la sientes ese día: pues no te das ese inhalador.

LOS CUATRO PASOS

Esto de explicar un inhalador con palabras es muy complicado, así que no lo voy a hacer: ¡Mírate los vídeos explicativos de la página web:

Lo que sí te diré es que cuando se utiliza un inhalador siempre hay 4 pasos que hay que seguir. ¡Y si sigues a pies puntillas los 4 pasos tienes el éxito asegurado!
Son los siguientes:

1. **Preparar el inhalador:**

   A veces hay que quitarle un capuchón o una caperuza. A veces es metiendo una pastilla y dando a un botón, o girar una rosca, o bajar una manivela... ¡Cada inhalador de una manera!

2. Preparar tus pulmones:

¡Este paso es crucial! Suele ser siempre igual en todos los inhaladores: consiste en tener el inhalador en la mano ya preparado (pero lejos de tu boca) y primero respirar hondo y tranquilo – cogiendo aire – y luego echar todo el aire tranquilamente – vaciándote – hasta que no puedas más y tengas necesidad de respirar otra vez. Justo en ese momento pasamos al paso 3.

3. Respirar la medicación:

Es decir, una vez que has preparado el inhalador y has preparado tus pulmones para recibir esa medicación: te pones el inhalador en la boca y respiras hondo y profundo (con energía, pero tampoco corriendo ¡Sin estrés!) y sigues respirando y llenándote de aire hasta que ya no puedas llenarte más.

En algunos inhaladores a la vez que se respira hondo hay que apretar un botón: ya te lo contaremos en los vídeos.

4. **Aguantar la respiración:**

Este es el último paso siempre, pero es igual de necesario que los demás ¡Y a mucha gente se le olvida! Mira: en el paso anterior has metido toda esa medicación al fondo de tus pulmones, gracias a esa respiración tan profunda que has hecho ¡Ahora tienes que conseguir dejar esa medicación allí al menos unos segundos para que haga efecto!

Si respiras la medicación y luego la echas inmediatamente ¡habrás echo el canelo! Una vez que estás lleno de aire (y medicación) tienes que aguantar la respiración, para que ese aire no se mueva de allí. Mucha gente se tapa la nariz con la mano (como cuando los niños se tiran a la piscina) además de cerrar firmemente la boca. Hazlo como quieras pero recuerda:

Contén la respiración al menos 10 segundos

Si no puedes tanto, tampoco te agobies: cada uno lo que pueda.

ÉXITO ASEGURADO

Si sigues estos 4 pasos, sin saltarte ninguno, estoy convencido de que le estarás sacando el mayor partido a tu inhalador y fíjate si es importante esto que cuando un paciente, en la consulta, nos dice que se siente peor de su EPOC lo primero que hacemos es preguntarle cómo está utilizando su inhalador, y muchas veces no nos quedamos tranquilos y le pedimos por favor que haga un ensayo delante de nosotros para poder ver con nuestros propios ojos qué tal utiliza su inhalador ¡Ver si sigue los 4 pasos!

Otra cosa: si tu médico te dice que uses el inhalador 2 veces al día es por algo: tampoco vale que hagas muy bien la inhalación si no sigues esa recomendación del doctor.

Como ya te he dicho, cada inhalador tiene un tipo de medicación y algunas medicaciones pierden el efecto a las 12 horas. Como el día tiene 24 horas necesitarás utilizarlo 2 veces al día para que tu EPOC esté controlada todo el rato.

2.   OXÍGENO

Este tratamiento sólo se necesita en etapas más avanzadas de la EPOC. Es decir, cuando está grave. Por eso habrá muchos pacientes con EPOC que no necesiten oxígeno nunca.

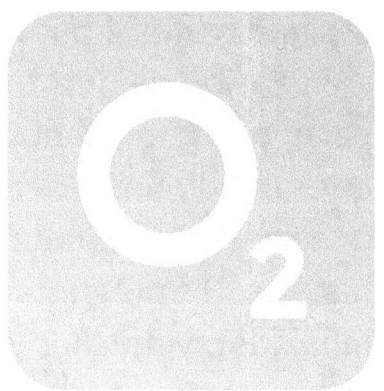

Esto depende de:
- Si tu EPOC la pillamos a tiempo: es decir, si cuando te vimos los médicos por primera vez tenías una EPOC leve.

- Si cumples bien tu tratamiento: si dejas de fumar, si comes sano, si haces ejercicio diario y si utilizas todos los días tus inhaladores.

- Si tienes la suerte de que la evolución de tu EPOC sea buena: aquí ya entra el componente de suerte. Algunas veces la EPOC se queda estable, otras veces se agrava con el tiempo (sobre todo si no cumples los primeros puntos que hemos hablado).

DEJA QUE TE DIGA ALGO

En cualquier caso, si tu médico te ha recomendado utilizar oxígeno: no te agobies: ¡para eso está! No deja de ser un tratamiento más que, gracias a los avances de la medicina, podemos utilizar para que tú te sientas mejor y puedas vivir más y mejor.

El oxígeno te lo lleva un técnico de una empresa privada y consiste realmente en un aparato rectangular, como del tamaño de una caja de zapatos, que se conecta a través de un cable a cualquier enchufe que tengas en la pared de tu casa (¡como la televisión, vamos!) y lo que hace es coger el aire del ambiente y "concentra" el oxígeno que tiene ese aire (recuerda que el aire normal sólo tiene un 21% de oxígeno, el resto son otros gases que no nos interesan). Entonces, ese aire "rico en oxígeno" – con más oxígeno que el normal gracias a este aparato – te lo envía por un tubito de plástico muy largo, flexible y transparente, que tú te pondrás en la nariz. El extremo del tubito acaba como en un collar con 2 agujeritos para colocar en los agujeros de tu nariz.

Mira la foto que te vas a enterar mejor:

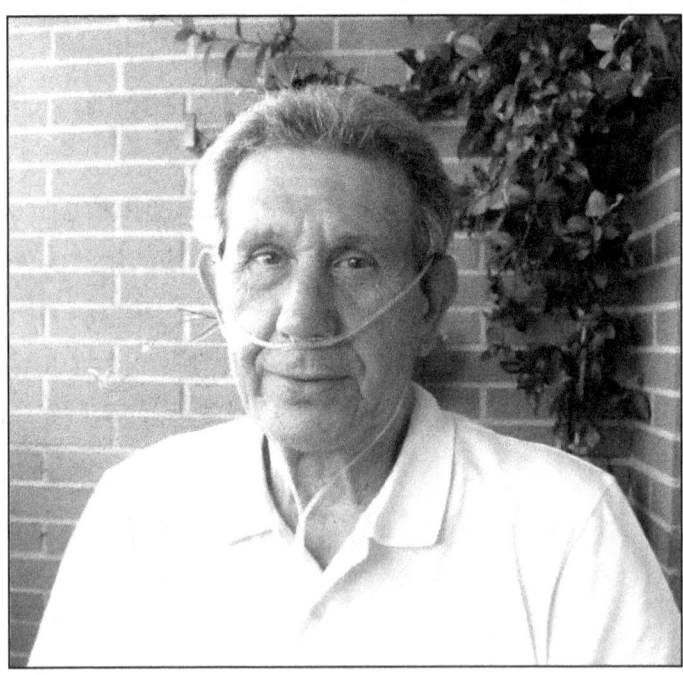

Paciente con gafas nasales de oxígeno

Sólo para que lo sepas: ese aparato (del tamaño de una caja de zapatos) que "concentra" el oxígeno para ti, se llama **"concentrador de oxígeno"**. ¿Tiene sentido, no?

Y el tubito largo por el que el oxígeno llega a tu nariz se llama **"gafas nasales"**. Se llama así porque, para tu comodidad, se apoya en tus orejas, como se apoyarían unas gafas, pero en lugar de para tus ojos, estas gafas son para tu nariz (gafas nasales).

La mayoría de las veces tu médico te pautará oxígeno para que lo utilices un mínimo de 16 horas al día (esta indicación es por un estudio que demostró mejoría en pacientes que lo utilizaban 15-16 horas al día).

Esas 16 horas al día deben incluir obligatoriamente el tiempo en el que duermes.

Verás: por la noche, al estar dormido, estás más relajado, y sin quererlo, respiras más flojo (tú y todos ¡no es que seas raro!). Esto en una persona normal no tiene importancia pero en un paciente con EPOC sí.

Por eso, si el médico te ha puesto en tu tratamiento oxígeno, póntelo todas las noches, que es cuando más lo vas a necesitar.

Y luego, durante el día, salvo que tu médico te diga otra cosa, póntelo todo el tiempo que puedas SIN QUE ESO EVITE QUE HAGAS TU VIDA NORMAL.

Esto es muy importante:

"Que tu médico te haya puesto oxígeno no significa que ya no te puedas mover del sillón".

Si te ha dicho el médico que necesitas oxígeno:

¡Es especialmente importante por la noche!

Te puedes poner el oxígeno si estás leyendo, viendo la tele, hablando con tus familiares. Incluso comiendo si te sientes más cómodo. Pero sería muy malo para ti que dejaras de moverte; es importante que sepas que te puedes quitar el oxígeno y puedes salir a dar un paseo por el parque o el barrio.

De hecho, debes hacer eso todos los días: siempre que puedas sal a la calle, sal a andar, haz ejercicio suave. El oxígeno estará en casa esperándote cuando llegues. No te preocupes.

A lo mejor (sólo a lo mejor) llega un momento en que tu médico te recomienda que lleves el oxígeno todo el rato (las 24 horas del día) pero esto no tiene por qué pasar. Y si fuera bueno para ti ya te lo diría tu médico. De todas formas, en esos casos, como además del oxígeno, el ejercicio es un tratamiento fundamental, tu médico dará orden de que te lleven a casa un **"concentrador portátil"**.

El concentrador portátil es un carrito (como de la compra) o una mochila (que se carga a la espalda) con un concentrador más pequeñito, que además tiene una batería recargable, que dura unas horas. Este aparato te permite salir a la calle con oxígeno.

¡Para que puedas seguir haciendo todos los días algo de ejercicio aunque necesites oxígeno continuamente! ¡Que nada te impida seguir moviéndote!

PREGUNTAS FRECUENTES:

1. **Doctor, ¿puedo hacerme adicto al oxígeno?** No, amigo. El oxígeno no es una droga. No genera adicción. Lo que pasa es que si el médico te lo ha puesto es porque lo necesitas, así que si no te lo pones todo lo que debieras lo puedes notar. Pero no porque te hayas hecho adicto a él, sino porque lo necesitabas desde un primer momento.
Como tampoco eres adicto al agua, pero necesitas beber para poder vivir y si no bebes agua, sueles tener sed.

2. **¿Así que si no siento la necesidad de oxígeno significa que no lo necesito y puedo no utilizarlo?** No, no significa eso. Me alegro que me hayas hecho esta pregunta porque

no me gustaría que te quedaras con esta duda.

Resulta que si tú estás tan pancho y de repente alguien te intenta asfixiar apretándote el cuello, sentirás que te falta el oxígeno y querrás urgentemente respirarlo. Lo que pasa es que en tu enfermedad, la EPOC, esta falta de oxígeno ocurre poco a poco, con el paso de los años, así que tu cuerpo se acostumbra y puede no sentir esa necesidad.

Si tu médico te ha dicho que lo necesitas, hazle caso y póntelo todo el tiempo que te ha indicado ¡Es por tu bien! Es que si no lo haces así, puede que sigas sin sentir nada durante un tiempo, pero tu cuerpo sufrirá en silencio tu cabezonería y al final te pasará factura.

¡Hazme caso, hombre!

Utiliza oxígeno sólo si te lo recomienda tu médico.

pero si es así:

¡Utilízalo siempre que puedas! Y no dejes de moverte

3. **Doctor, a mí me pasa lo contrario: yo siento que necesito oxígeno, pero el Dr. Mengano no me lo quiere poner, ¿se lo puede creer?** Partimos de la base de que los médicos queremos ayudarte. No ganamos nada con hacerte la puñeta, elegimos esta profesión porque disfrutamos ayudando a los demás. Así que, con esto en la cabeza, te voy a explicar por qué el Dr. Mengano se empeña en llevarte la contraria:

Cuando tú dices que "necesitas oxígeno" realmente lo que tienes es disnea. Esta sensación puede ser causada porque efectivamente te falta oxígeno en la sangre pero también puede que se deba a otras causas.

Ya hemos aprendido que la propia EPOC (sin necesidad de que te falte oxígeno en la sangre) te puede producir disnea. La ansiedad te puede producir disnea, la insuficiencia cardíaca, y un sinfín más.

Si el Dr. Mengano no te quiere poner oxígeno es porque se ha dado cuenta de que esa sensación tan desagradable que tienes no se debe a que te falte oxígeno, así que en verdad tampoco mejoraría mucho al ponértelo.

(y si mejora no es una mejoría real, es más tu cabeza que "se queda más tranquila" sabiendo que "por fin me han puesto oxígeno").

4. Doctor, ¡aquí le voy a pillar, va a ver! Si ustedes lo que me quieren es ayudar y yo le digo que siento mejoría con el oxígeno aunque no me falte en la sangre... ¿por qué no me lo ponen y santas pascuas?

¡Ay, Don Eustaquio, ¡me encanta que me hable tan claro! Así nos entendemos mejor. Resulta que si tienes muy bajo el oxígeno en la sangre y el médico te pone oxígeno, pues bien. Pero si no tienes tan bajo el oxígeno en la sangre, y tu médico, por darte gusto, te pone oxígeno, ocurre un problema.

Tu cuerpo, que no necesitaba tanto oxígeno, de repente está recibiendo una barbaridad, y piensa: "Anda, pues será que no necesito respirar tanto..." y entonces la liamos.

Es verdad que, aunque tu cuerpo no respire tanto, al estar recibiendo oxígeno no le va a faltar, pero ¿Y qué pasa con el gas malo? ¿Ese CO_2 del que hablamos que el cuerpo tiene que expulsar?

Pues que por culpa de recibir más oxígeno del debido, tu cuerpo se acomoda y empieza a no expulsar ese gas malo, que se acumula en ti y que puede ser tu perdición (si se acumula mucho y no lo remediamos podrías hasta morirte).

¡Espero que lo entiendas ahora y comprendas por qué, si no necesitas oxígeno el doctor no te lo ponga! ¡Y si necesitas poco oxígeno el doctor no te lo quiera subir!

3.   PASTILLAS, COMPRIMIDOS, ETC

El tratamiento que nunca debe faltar a un paciente con EPOC son los inhaladores. No obstante hay pacientes que necesitan pastillas que tiene que tragar.

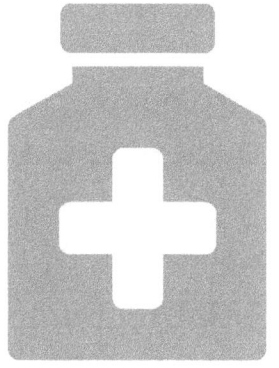

Hay pastillas que se tienen que tomar todos los días y hay pastillas que se tienen que tomar sólo por un tiempo (por ejemplo los antibióticos cuando el médico lo considera).

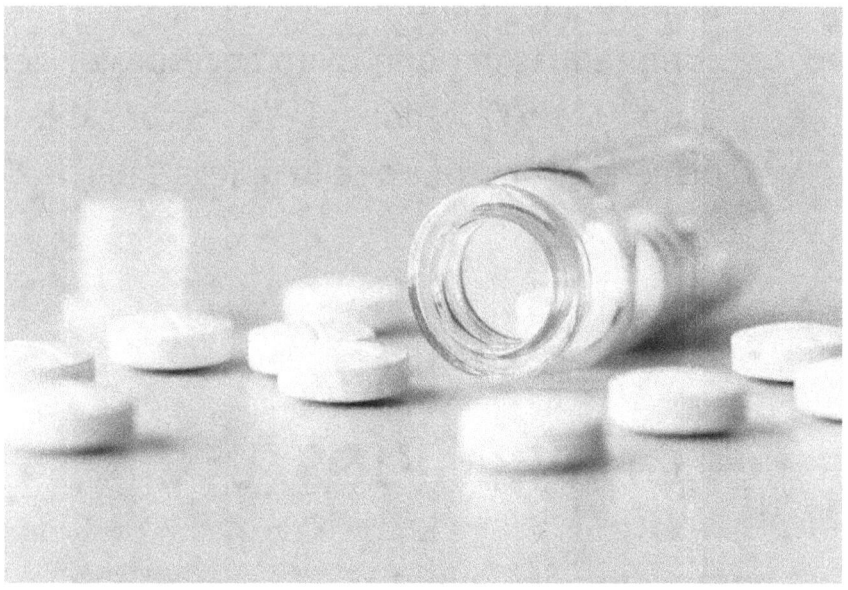

Que te quede claro si tienes que tomar o no pastillas y durante cuánto tiempo.

Es un error muy frecuente que tu médico te ponga unas pastillas para tomar todos los días hasta volver a la consulta y tú coges de la farmacia una caja y cuando se acaba la caja, dejas de coger más de la farmacia.

¡Antes de hacer las cosas mal lee lo que pone en el informe y si te quedan dudas consulta a tu médico!

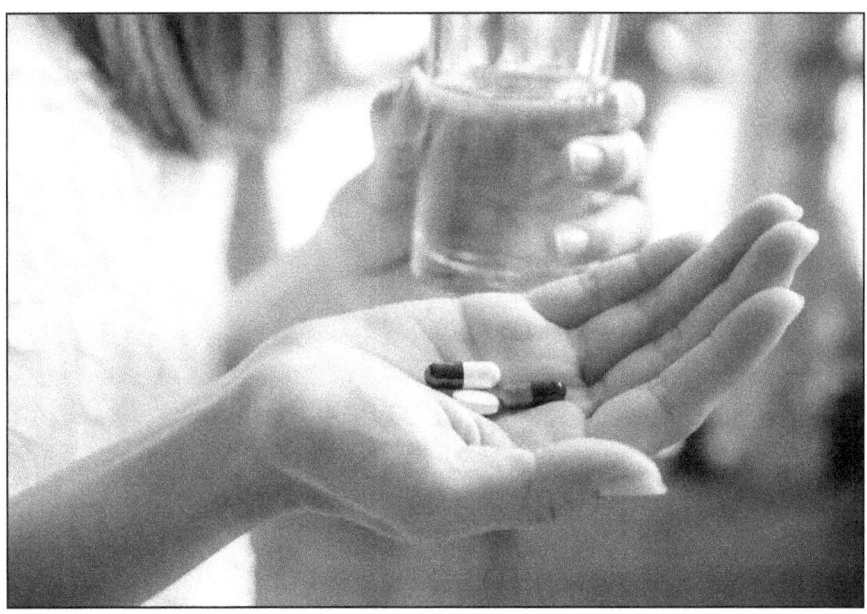

Es buena idea tomar la medicación siempre a la misma hora, y siempre asociado a algo que hagas todos los días: como "antes de desayunar" o "al ir al baño".
Con este truco evitarás que se te olvide tomarla

4. EJERCICIO PARA EL CUERPO

¡Qué importante es este punto del tratamiento! El ejercicio físico es fundamental para mejorar de la EPOC.

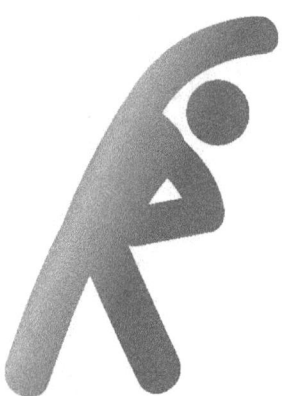

"Doctor ¿Pero no le estoy diciendo que me fatigo al andar? ¡Cómo voy a ponerme a hacer ejercicio!"

Lo sé, sé que te fatigas. Pero aunque te fatigues, hacer todos los días ejercicio físico es muy beneficioso para ti. ¡De hecho es beneficioso para tu fatiga!

"Explíquese, doctor"

Te cuento: Tú te fatigas (te entra disnea) porque por culpa de tu EPOC te cuesta respirar y los músculos de tu respiración tienen que hacer un sobreesfuerzo y se acaban cansando.

Aunque tu EPOC (la destrucción e inflamación de tus pulmones) no mejorara, si conseguimos que tus músculos de la respiración estén más fuertes ¡mejorará mucho tu ahogo! ¡Mejorará mucho esa fatiga!

Esos músculos, al estar más entrenados, no se cansarán tan fácilmente. ¡Bingo! Eso es justo lo que queremos.

Para que tus músculos se fortalezcan tienes que hacer ejercicio físico. A diario.

"Pero… ¿a qué se refiere exactamente con ejercicio físico?"

Pues para cada paciente significa una cosa: para un abuelito de 95 años significa levantarse del sillón y andar todos los días 10 minutos por el pasillo de su casa.

Para un señor de 75 años significa andar todos los días a paso ligero una hora por el barrio o un parque cercano.

Y para un chavalote de 65 años significa apuntarse al gimnasio, hacer una tabla de ejercicios y hacer bicicleta estática una hora y media o salir a caminar dos horas al día.

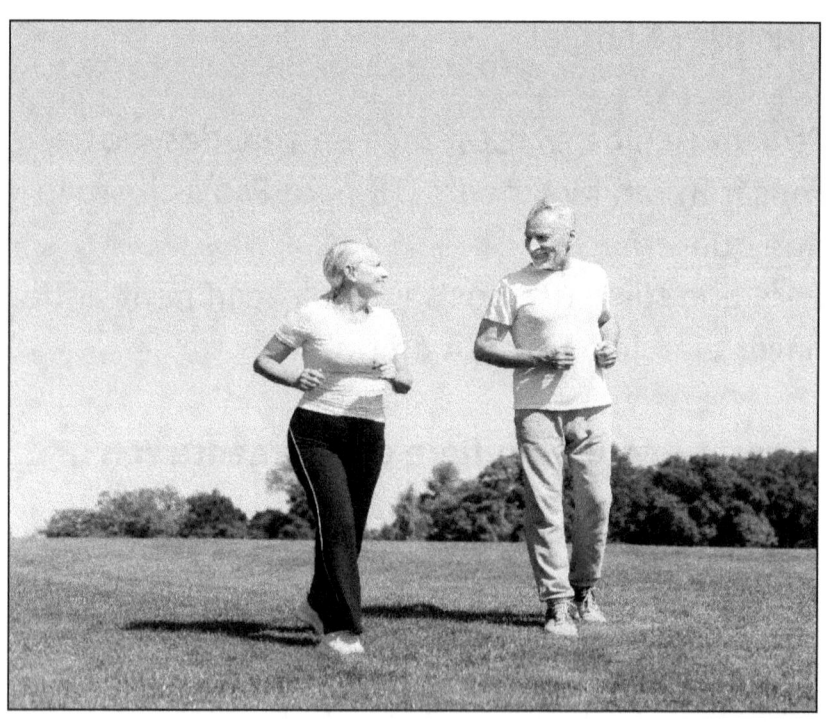

Todo esto que digo son generalidades: no tiene por qué aplicarse a tu caso. Hay pacientes con 65 años que tienen una EPOC muy avanzada y no pueden hacer ejercicio intenso y con andar una hora es más que suficiente y pacientes con 75 años que están bastante bien y que andar sólo una hora al día se les queda corto.

¡Háblalo con tu médico! Pero no te amilanes ¡Apunta alto en tus objetivos! Y recuerda:

El ejercicio siempre tiene que ser progresivo
Si tú eres de los que, como casi todos, no hacía nada de ejercicio diario: ¡no te vayas el primer día a hacer el Camino de Santiago! ¿Me entiendes, no? Ve poco a poco: cada semana anda 10 minutos más que la anterior o ve recorriendo más metros que la semana anterior.

"¿Cómo debo enfocar esto de hacer deporte?"
¡Como algo divertido!

Sí, es verdad que el ejercicio físico forma parte fundamental de tu tratamiento y que te lo tienes que tomar en serio, pero ¿Quién ha dicho que no pueda ser divertido?
A diferencia del inhalador (que mucho divertimento no tiene, la verdad) hacer ejercicio físico puede convertirse en una afición genial.

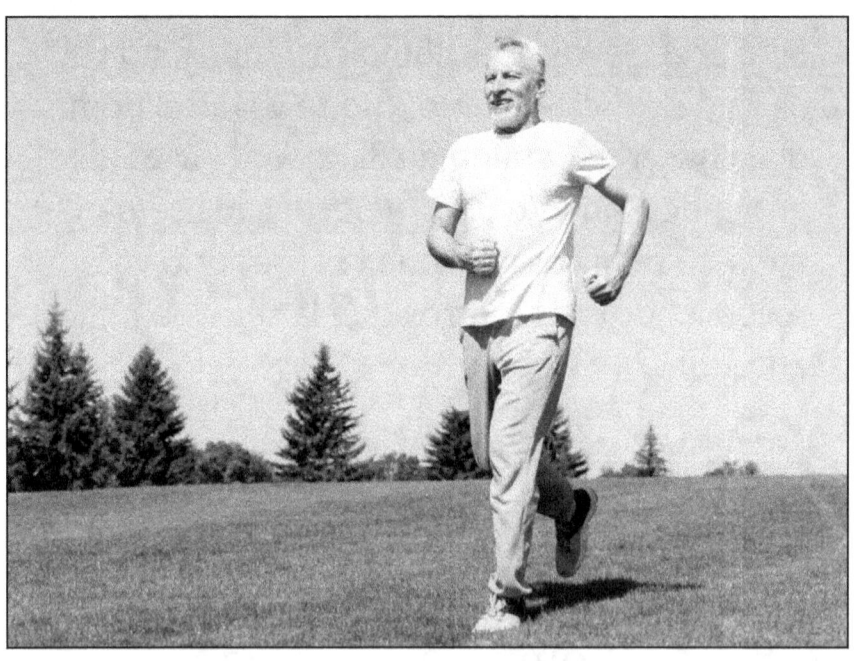

IDEAS PARA DISFRUTAR HACIENDO DEPORTE

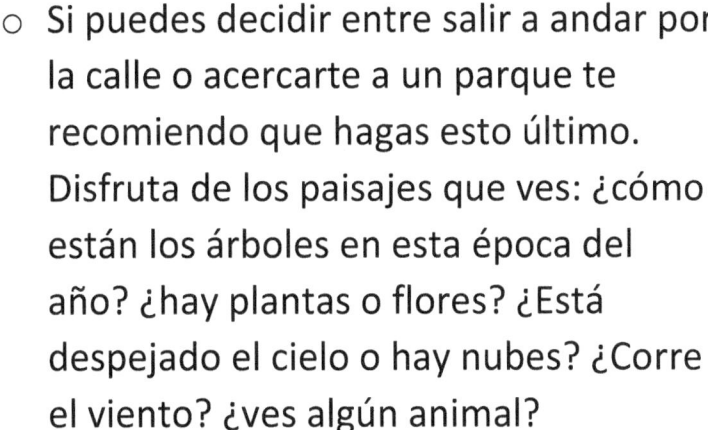

- **Intenta relacionarlo con la naturaleza**

  o Si puedes decidir entre salir a andar por la calle o acercarte a un parque te recomiendo que hagas esto último. Disfruta de los paisajes que ves: ¿cómo están los árboles en esta época del año? ¿hay plantas o flores? ¿Está despejado el cielo o hay nubes? ¿Corre el viento? ¿ves algún animal?

  Pon atención a todo lo que la naturaleza te ofrece. Respira hondo y vive ese momento como un momento de tranquilidad y sosiego.

- **Charla con los demás**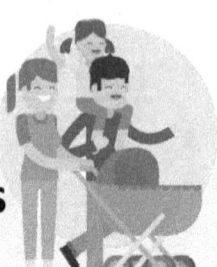

○ ¿Te gusta mucho charlar con tu amigo, sentados en el bar? ¡Cámbialo por hacerlo mientras dais un paseo agradable! Ponte en movimiento y disfruta de la compañía de los demás:

Si puedes salir con alguien hazlo y si no: disfruta saludando a los vecinos que te vas encontrando por la calle y el parque. Observa a la gente a tu alrededor: ¿Quiénes hay por el parque? ¿niños, parejas, señores mayores, mujeres con carritos de bebé?

Disfruta de todo lo que ves.

- ¡Tómatelo como un reto!

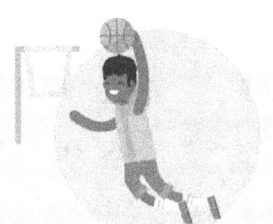

- o ¡Ay que ver lo que se disfruta cuando uno se reta a sí mimo! ¿Que ayer anduve 30 minutos? ¡Voy a ver si hoy ando 40 minutos! ¿Qué ayer llegué hasta la droguería de la esquina? ¡Voy a ver si hoy llego hasta la tienda de ropa de más allá! Superarse a uno mismo es una de las actividades más satisfactorias que existen ¡Da un gustazo!
- o Hay gente que se descarga en su teléfono móvil una aplicación tipo "podómetro" o que se compra un podómetro por unos cuantos euros donde sea. (tienes alguno seleccionado en el apartado "ejercicio" del "tratamiento" de "EPOC" en nuestra web). Es un aparatito que se pone en la muñeca, como un reloj, o que se

guarda en el bolsillo del pantalón, y que marca cuántos pasos has dado en ese paseo ¡O en el día entero! ¿Serás capaz de dar más pasos hoy que ayer? ¡Claro que sí!

- **Aprovecha para hacer algo que te guste**

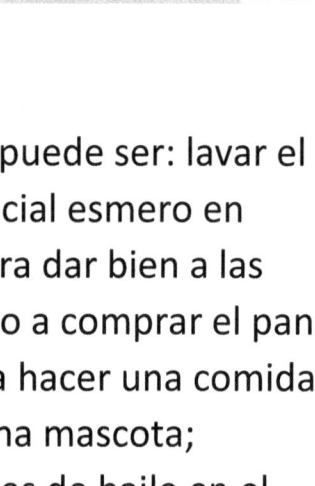

o Hacer ejercicio físico puede ser: lavar el coche poniendo especial esmero en frotar y agacharse para dar bien a las ruedas; bajar andando a comprar el pan o alguna especie para hacer una comida riquísima; pasear a una mascota; disfrutar de unas clases de baile en el centro cultural o alguna academia; ir al gimnasio y hacer ejercicios con la música de fondo, pasear con un familiar, etc.

- o El truco es buscar una afición que implique estar en movimiento ¡No estar viendo la televisión todo el día!

Tu médico lo que quiere es que hagas ejercicio en tu día a día, pero es verdad que hay pacientes con EPOC que les viene bien un ejercicio más estandarizado (más estructurado) sobre todo al principio. Esto se consigue con:

Programas de rehabilitación cardiopulmonar hospitalaria

Te los puede mandar tu neumólogo (tu médico de los pulmones) y consiste en que otro médico (el médico rehabilitador) junto con otros profesionales de la salud (los fisioterapeutas) diseñan una serie de ejercicios que se hacen en el hospital, en un gimnasio que hay en el hospital.

Ellos te enseñan a hacer tandas de ejercicios de brazos, de piernas, de cintura. Ejercicios de fuerza, ejercicios de flexibilidad, ejercicios de resistencia. Suelen incluir un tiempo de andar/correr en una cinta y un tiempo de bicicleta estática.

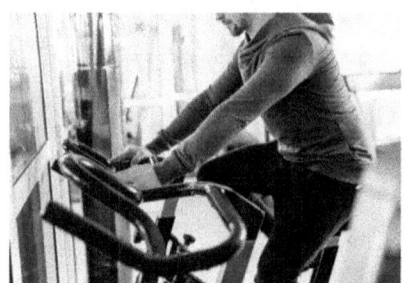 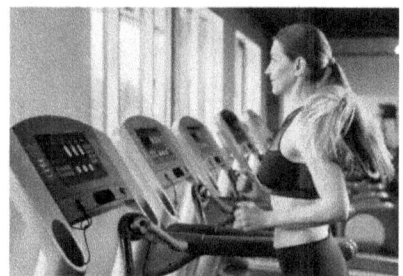

En el gimnasio habrá bicicletas estáticas y cintas de andar

Y todo ello vigilado por un equipo de enfermería y fisioterapia. Muchas veces te ponen monitores (algún cable en el pecho para ver los latidos cardíacos, las pulsaciones, la tensión arterial) y pulsioximetría para ver la saturación de oxígeno mientras haces ejercicio. Este programa de rehabilitación dura entre mes y medio y dos meses. Luego todos esos ejercicios que has aprendido los tienes que poner en práctica en tu casa. Se trata de continuar haciendo ese deporte en casa para seguir notando los beneficios de mantenerte activo.

5.   EJERCICIO PARA EL PULMÓN:

Se llama "Fisioterapia respiratoria"

Estos son una serie de ejercicios por los que no pretendemos poner fuertes todos los músculos en general, sino específicamente los músculos de la respiración.

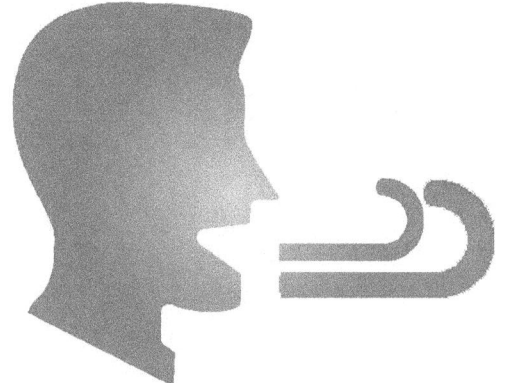

Si tu enfermedad (en este caso EPOC) es una enfermedad del pulmón ¡imagínate lo importante que es que hagas ejercicios específicos para el pulmón!

Además aprenderás ejercicios para llenar más los pulmones, vaciar mejor el aire y echar las flemas con más facilidad.

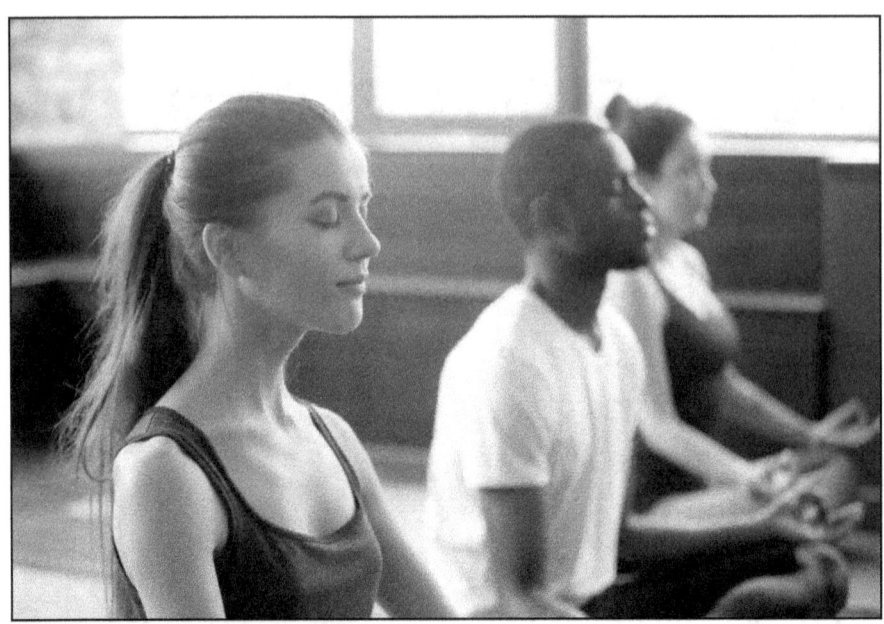

Si sueles tener una tos fea (de esa que se nota que hay un pollo ahí, burbujeante) pero no puedes echar las flemas sería muy buena idea que lo hablaras con tu médico para valorar que hicieras fisioterapia respiratoria. Nuevamente un fisioterapeuta te enseñaría técnicas de respiración y movimientos especiales con los que echar las

flemas sin problema.

Porque siempre es mejor echar las flemas que que se queden dentro de tus pulmones y se puedan infectar por algún bicho (algún microorganismo).

"La flema es mejor siempre fuera que dentro"

También hay aparatos para hacer ejercicios en casa que se pueden comprar, aunque no suelen ser necesarios.

6. DIETA

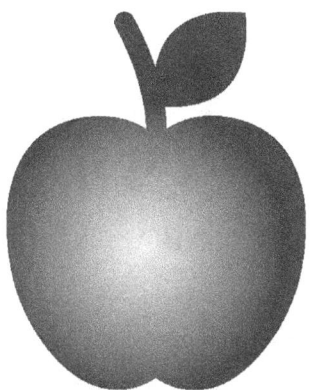

Si crees que te puedes saltar este apartado déjame decirte algo: sería un error.

Vuelvo a repetir algo que ya has leído antes en el manual: el tratamiento de un paciente con EPOC no es una única cosa (inhaladores) sino varias cosas ¡todas importantísimas! Y que se refuerzan las unas a las otras.

Una parte fundamental (sí, eso es lo que he dicho: FUNDAMENTAL) del tratamiento en pacientes con EPOC es la dieta.

Con la palabra "dieta" no me refiero que te pongas a dieta, aunque a veces eso también hay que hacerlo. Me refiere al tipo de alimentos que comes.

Una dieta poco saludable no te ayuda a mejorar tu EPOC y además puede favorecer la aparición de otras enfermedades.

Es tan importante lo que se come como cuándo y cómo se come.

1. ¿Por qué un paciente con EPOC tiene que comer mejor?

Conforme va avanzando la enfermedad EPOC es frecuente que pierdas peso (y no precisamente porque estés haciendo más ejercicio).

Al tener una EPOC grave cada vez cuesta más respirar: al cuerpo le cuesta más esfuerzo que entre y que salga el aire, ese esfuerzo ¡es un gasto de energía muy importante! Es como si estuvieras levantando pesas cada vez que respiras.

Por eso es importante reponer con comida sana todo eso que estás gastando de más por culpa de tu EPOC.

Pero pasa otra cosa: es posible que por la EPOC tengas menos apetito y además pudiera ser que el simple hecho de comer (cortar las cosas con cuchillo y tenedor y masticarlas) te genere fatiga. Así que hay pacientes que para evitar ese cansancio deciden comer menos.

¡Imagínate lo que pasa si comen menos! Que tienen menos fuerza y se cansan más ¡Es un círculo vicioso!

Por eso nos tenemos que asegurar que comemos los alimentos adecuados (saludables) y en las cantidades adecuadas para que nuestro cuerpo tenga toda la energía que necesita. Con toda esa energía respiraremos con menos ahogo y podremos hacer más actividades.

2. ¿Debería adelgazar si tengo EPOC?

Pues depende: si ya pesas muy poquito (ya estás muy delgado) ¡No! ¡No adelgaces más! Es lo que hemos explicado en el punto anterior: queremos que engordes (pero no a base de cualquier comida, sino de comidas sanas y saludables que te aporten mucha energía).

Ahora: si tienes sobrepeso o incluso obesidad (si te sobran kilos, vamos) sí que es importante que adelgaces. De hecho es fundamental para que te sientas mejor.

Ahora te voy a decir otra cosa: ¡No queremos que pierdas peso a lo loco! dejando de comer cosas que necesitas para nutrirte bien... Y es que, aunque te parezca increíble:

Puedes estar gordo y estar malnutrido

De hecho el problema importante con los pacientes con EPOC es que van perdiendo músculo independientemente de estar gordos o delgados. Y si pierdes músculo: también pierdes hueso (porque los músculos se anclan en los huesos y el estímulo de un músculo potente hace que el hueso se fortalezca más).

Y pasa algo más: si pierdes músculo, pierdes músculo en todas las partes de tu cuerpo, es decir, también pierdes músculos respiratorios y esto hace que te cueste más respirar.

Así que si te sobran kilos <u>sí queremos que pierdas peso</u> pero no a base de consumir tu músculo y que te quedes escuchimizado, sino a base de <u>quemar tu grasa.</u>

3. ¿Qué tipo de alimentos vienen bien para mi EPOC?

La dieta de un paciente con EPOC debería ser rica en proteínas, carbohidratos, frutas y hortalizas, vitamina D, ácidos grasos poli-insaturados omega-3 y fibra.

Esto que has leído es lo que dicen las sociedades científicas. ¿Y en qué se traduce? Déjame que te lo diga:

"Come sano"

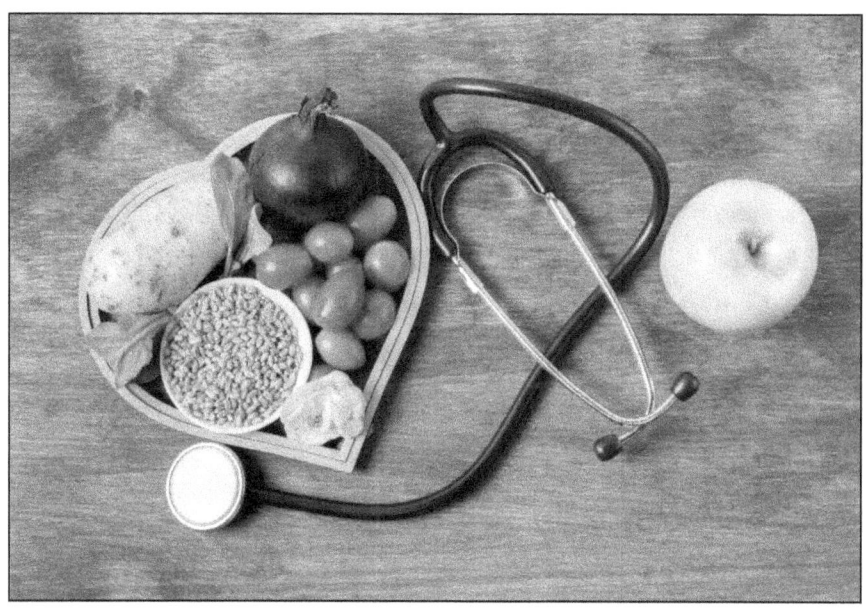

Y todos sabemos lo que significa esto: come todos los días verduras de distintos tipos: ensaladas, rehogadas... ¡Ni siquiera tienes que saber cocinar! Hoy en día hay muchas que están conservadas en botes como agua y sal: cómpralas, lávalas, caliéntalas y ¡al plato! ¡Más fácil imposible!

Además ya sabes qué tienes que tomar de postre ¿verdad? Exacto: alguna pieza de fruta.

Te aconsejamos que las tomes de temporada: ahora es tiempo de fresas, luego de naranjas, luego... Y además así te saldrá más barato comprar en la frutería. Recuerda que en el desayuno y a media mañana también es un momento perfecto para tomar una pieza de fruta como tentempié.

Mira, las frutas y las verduras tiene un efecto antioxidante ¿y sabes lo que oxida tus pulmones? El tabaco, y ¿sabes lo que pasa si tienes EPOC? Tienes facilidad para que se oxiden, así que combate todo eso con buenas raciones de verduras y frutas.

¿Y los frutos secos? Son ideales para conseguir energía de una manera sana, además aportan grasas de las buenas (las omega 3): No lo dudes: ten siempre a mano almendras, nueces, cacahuetes, anacardos... ¡Pero evita los que vienen fritos y salados! Cuánto más naturales mejor.

4. Come varias veces al día, pequeñas cantidades

Si vivieras en el desierto y no supieras cuándo ibas a poder tener tu siguiente bocado entiendo que si te pusieran comida delante te pusieras las botas, pero, gracias a Dios (espero) que este no es tu caso.

Así pues: procura comer de 4 a 6 veces al día en pequeñas cantidades de comida de calidad: haz desayuno, almuerzo, comida, merienda, cena por ejemplo.

Esto te ayudará a que tu estómago no se hinche con tanta comida. Si se hincha, le será más difícil a tu diafragma (el principal músculo de la respiración) hacer su trabajo y te costará más respirar.

Al comer menos cantidad, más veces, harás mejores digestiones, te sentirás más ligero. Facilitarás a tu cuerpo a que absorba mejor los alimentos y te llene de toda la energía que necesitas para el día.

5. Elige platos que sean fáciles de preparar y ponte el oxígeno si lo tienes prescrito por el médico

Ahora: ¡huye de los platos preparados! Fuera precocinados y alimentos que llaman "ultraprocesados". Cuánto más sano mejor, pero no es necesario que estés una hora en la cocina y enciendas el horno, tres sartenes y la parrilla. Elige alimentos saludables y cocínalos de forma sencilla. Así no te cansarás mientras preparas la comida. Precisamente por esto te recomendamos que si tu médico te ha puesto oxígeno que te lo pongas durante la comida y al hacer la digestión después. Ten en cuenta que el hecho de comer y digerir la comida gasta mucha energía y necesitas oxígeno para que tu cuerpo lo haga más fácilmente.

6. Come despacio, masticando bien la comida, y procura que sea comida blanda

¿Te acuerdas de lo que dicen los niños cuando comen un filete de carne que está como una suela de zapato? Dicen que "se les hace bola".

Si tu EPOC está avanzada es posible que te pase lo mismo: procura elegir comida blanda y fácil de masticar y no tengas prisa por comer. Descansa entre plato y plato (o entre bocado y bocado si lo necesitases). Lo importante es que te alimentes bien, no cuánto tardes. Por supuesto come sentado y en una postura cómoda para ti.

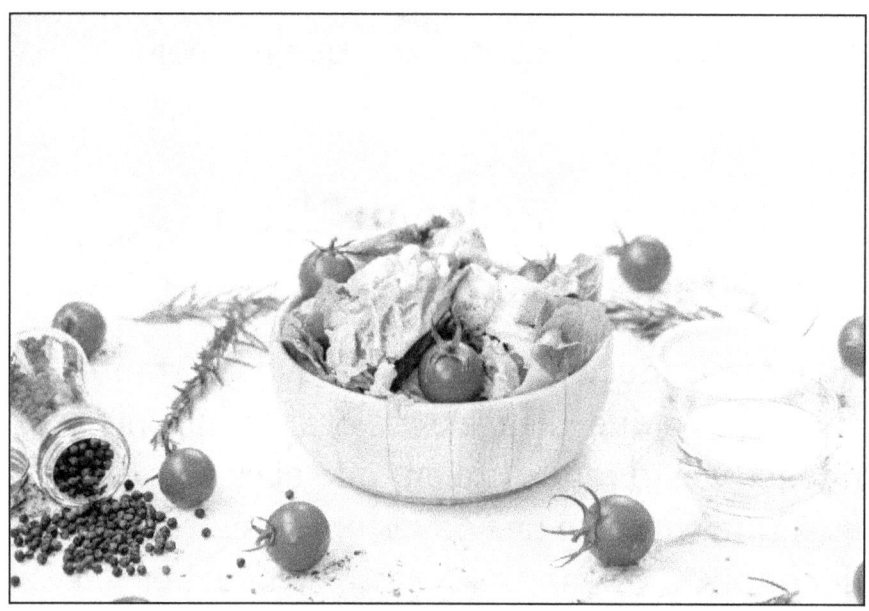

7. ¿Tienes gases o te sientes hinchado con facilidad?

En ese caso evita alimentos como lentejas, garbanzos o alubias. Reduce también las coles (brócoli, coliflor o repollo) y patatas, batatas o vegetales crudos: acelga, espinaca y lechuga ¡Evitarlos crudos decimos! Pero rehogadas o cocinadas te sentarán genial.

Esto es porque si tu estómago se hincha de gas tampoco va a dejar que el diafragma trabaje bien. Y por supuesto ¡Evita las bebidas con burbujas! Que no hacen sino empeorar la situación y además suelen ser bebidas azucaradas que no mejoran nada tu salud.

8. Bebe mucho líquido ¡Pero no durante las comidas!

Hidratarse adecuadamente es muy importante y te animamos a que lo hagas: mejora la función de tus riñones y esto repercute en todo el cuerpo. Pero queremos hacerte una advertencia, sobre todo si tienes EPOC y tienes bajo peso: evita beber durante la comida, porque llenarás tu estómago de líquido y se te quitará el hambre antes.
Bebe más al acabar la comida o a lo largo de tu día: es una costumbre muy buena llevar una botellita de agua contigo a modo de amuleto y de vez en cuando ir dándole sorbitos.

9. ¿Tú? ¿Soso? ¡Para nada! ¿Tu comida? ¡Sí, por favor!

Lo has oído muchas veces pero no lo terminas de hacer: salvo que tu médico te haya indicado lo contrario: es conveniente que tus comidas no tengan mucha sal ¡Y hoy en día estamos tan mal acostumbrados: todo está saladísimo, sabrosísimo! Pero eso no es sano.

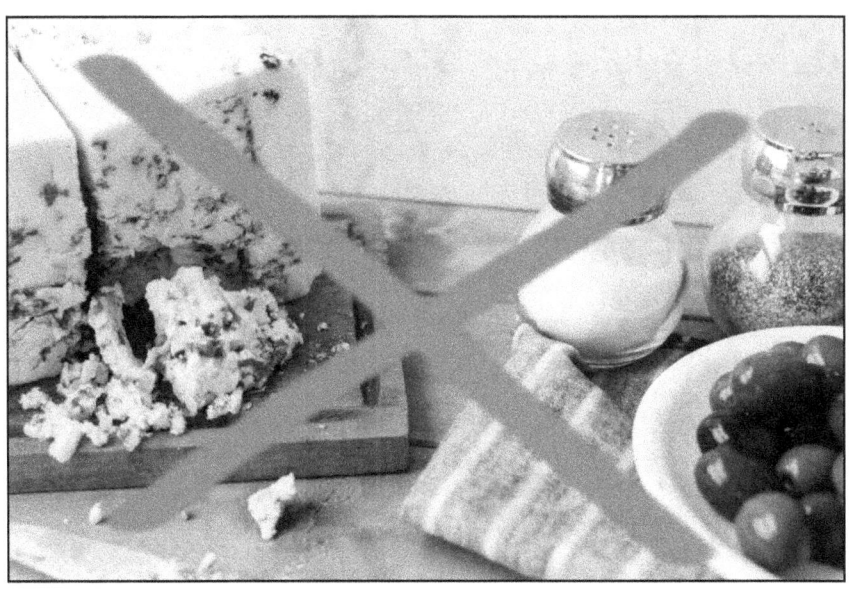

Y el exceso de sal hará que tu cuerpo retenga líquidos, que entre otros sitios, se acumularán en tus pulmones, llegando incluso a encharcarlos. ¿Imagínate lo mal que se respira con los pulmones encharcados? Así que hazte un favor y recuerda utilizar más bien poco el salero de tu casa.

Un truco es no poner el salero en la mesa y evitar aperitivos salados como patatas fritas, aceitunas o frutos secos salados. Y cuando cuezas los alimentos no añadas sal.

Otro truco para que la comida te sepa mejor sin utilizar sal es emplear especias: pimienta, comino, orégano, tomillo ¡Hay muchas y le dan un sabor genial a los platos! ¡Ah! Y también puedes echar un poquito de limón.

10. No abusar del café ni bebidas excitantes

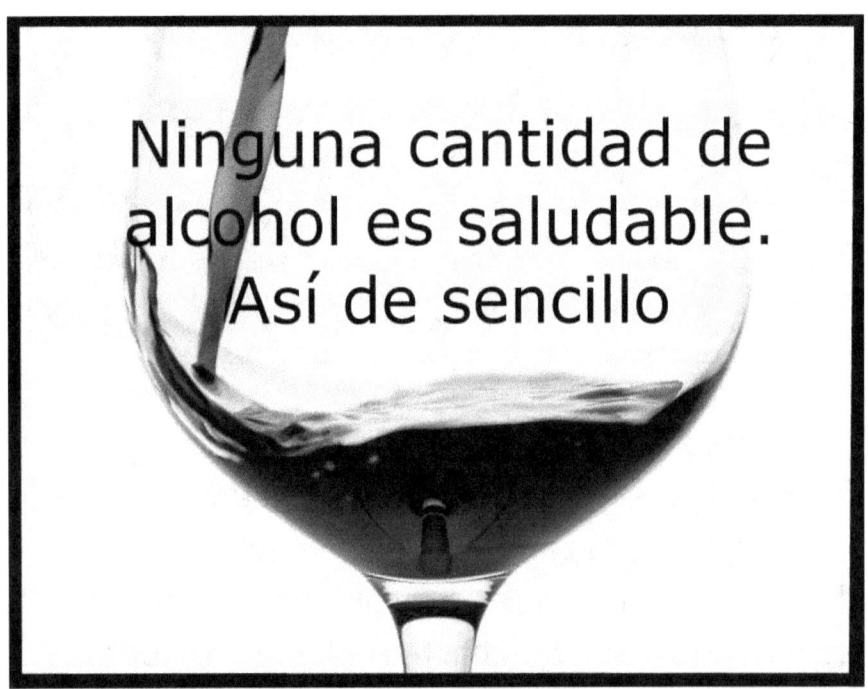

11. ¿Doctor: no decían los médicos que una copita del vino al día era saludable?

¿Sabe qué, Don Eustaquio? Sí lo decíamos. Y estábamos francamente equivocados. ¡Y hemos hecho mucho mal expandiendo este mensaje que es mentira! Cualquier cantidad de alcohol no es buena para la salud. Esto se sabe por estudios médicos muy robustos: no es bueno ni para el corazón, ni para los resfriados ni para los dedos de los pies ¡para nada, vamos! Ahora, sabiendo esto, una copa de vino en alguna celebración claro que se la puede tomar, pero a diario, así porque sí, no es nada aconsejable.

12. ¿Qué otras cosas no son alimentos saludables?

Evita todo el embutido ¡de verdad que no te sienta bien! Evita todos los productos de bollería industrial y con demasiado azúcar. Si consumes pasta, cereales o pan es preferible que sean integrales.

13. Recuerda: si estás muy delgado puedes necesitar suplementos

Si tienes EPOC y estás muy delgado o por falta de apetito de cuesta engordar sería conveniente que tu médico te derivara al endocrinólogo (médico que se encarga de las dietas y las hormonas) porque es posible que te ponga una dieta especial para coger más fuerza y otras veces te mandará suplementos en forma de polvos que se pueden echar a tu comida habitual o en forma de batidos que se beben y te dan mucha energía. ¡Tu alimentación es muy importante para tu EPOC!

7.   VACUNAS

Este apartado también es muy importante. Sabes eso de "Es mejor prevenir que curar" pues en el caso de las infecciones respiratorias en pacientes con EPOC es totalmente cierto.

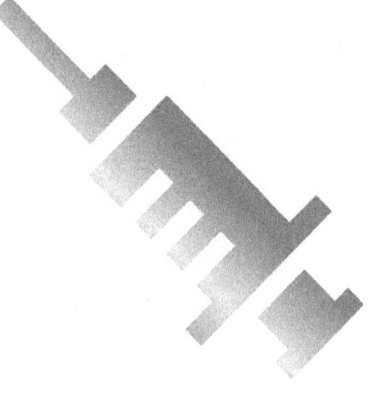

Como ya sabes un paciente con EPOC tiene más riesgo de infecciones respiratorias (incluyendo las neumonías) así que querremos hacer todo lo posible por prevenir esas situaciones.

¿Cómo hacemos eso?

Bueno, primero medidas básicas como evitar salir a la calle sin el adecuado abrigo los meses de frío, evitar el contacto con personas resfriadas y evitar, en la medida de lo posible, lugares muy concurridos con escasa ventilación (porque si hay alguien enfermo es más fácil contagiarse).
Pero aparte de esto la medicina tiene algo muy bueno que aportarte: las vacunas.

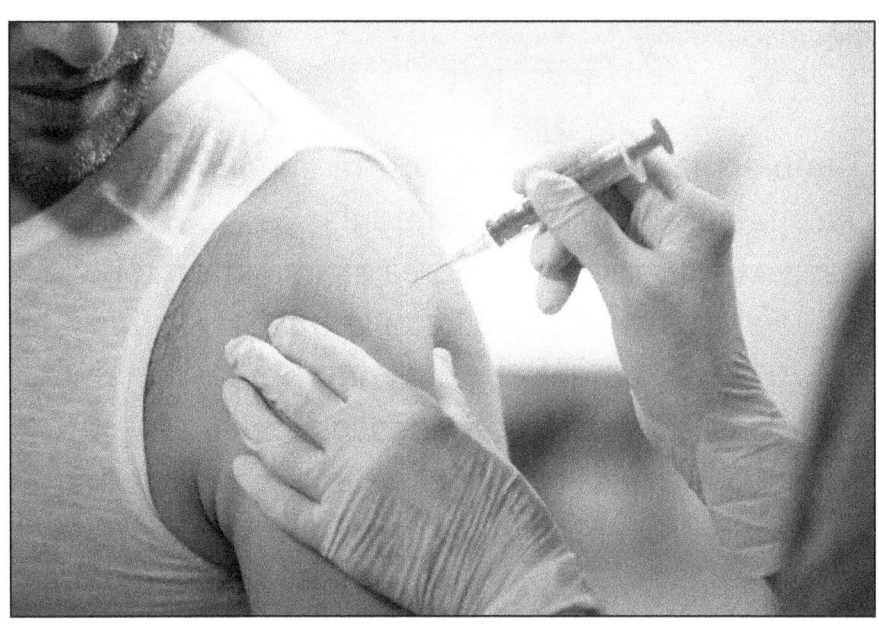

Para un paciente con EPOC los médicos solemos recomendar dos vacunas:

1. Vacuna antigripal

O vacuna para la gripe; esta vacuna te la ponen gratuitamente en tu centro ambulatorio mientras dura la campaña antigripal (y esto suele ser desde Octubre hasta Marzo).
La gripe puede parecerte una tontería pero si tienes EPOC podría suponer un problema grave para tu salud. ¿Te quieres exponer a eso?
Si no tienes contraindicaciones para vacunarte (¡pregunta a tu médico!) te recomiendo que no se te olvide ningún año pasar por el ambulatorio para hacerlo.

2. Vacuna antineumocócica

También llamada vacuna contra el neumococo, o vacuna para evitar las neumonías.
Recuerda que una neumonía es una infección grave en tus pulmones. Resulta que los bichos que más frecuentemente causan neumonías son unas bacterias llamadas "neumococos".
Así que la vacuna contra el neumococo lo que pretende prevenir son las neumonías.
Esta vacuna en el caso de un paciente con EPOC también es importantísima.

Hay varios tipos de vacuna antineumocócica: según cubra más tipos de neumococo y según cómo esté formulada, las más importantes son:

- PPV23 o polisacárida: es la clásica, cubre para 23 serotipos pero con el paso del tiempo va dejando de hacer efecto así que hay que revacunarse cada 5 años.

- Prevenar13 (conjugada): Más moderna que la anterior, cubre para 13 variantes de neumococo (pero realmente son los más frecuentes) y su efecto dura prácticamente toda la vida, de tal manera que no se recomiendan revacunaciones.

- - Apexxnar20 (PCV20): es la última que se ha comercializado en España. Cubre hasta 20 serotipos de neumococo y su efecto también dura toda la vida.

Déjate aconsejar por tu médico a la hora de elegir qué vacuna poner, pero desde luego, si tienes EPOC ¡Te tienes que poner alguna!

8.   RESPIRADOR

También lo llamamos "ventilador" ¡¡pero no es de los que te estás imaginando!! Otro nombre que significa lo mismo es "BIPAP".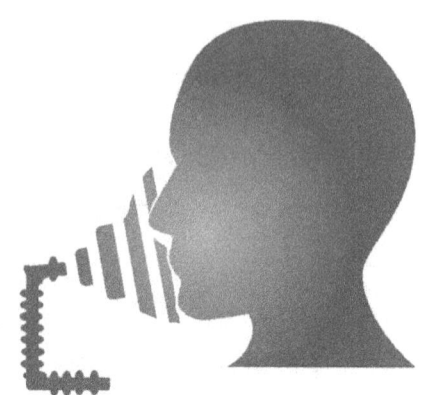

Un respirador (ventilador o BIPAP, es lo mismo) es una máquina del tamaño también de una caja de zapatos (hay distintos modelos con formas distintas) que se conecta por un cable a cualquier enchufe de la casa y a través de un tubo te manda aire a la cara para que lo respires.

¿Qué diferencia tiene entonces con un concentrador de oxígeno, doctor?

Pues que este aparato NO CONCENTRA OXÍGENO, el aire que te manda es el aire normal y corriente (el que sólo tiene un 21% de oxígeno).

¿Y entonces cómo me puede venir bien, doctor?

Pues porque hay pacientes con EPOC que retienen el gas malo (el CO_2, ¿recuerdas?). El problema de estos pacientes no es tanto que les falte oxígeno, sino que no expulsan de su cuerpo el CO_2.

El ventilador lo que hace es como un efecto "fuelle": es decir, meter y sacar aire de tus pulmones para que te deshagas de ese gas malo. Los médicos a veces decimos: "Don Eustaquio: esto es para que lave el carbónico" que es el CO_2.

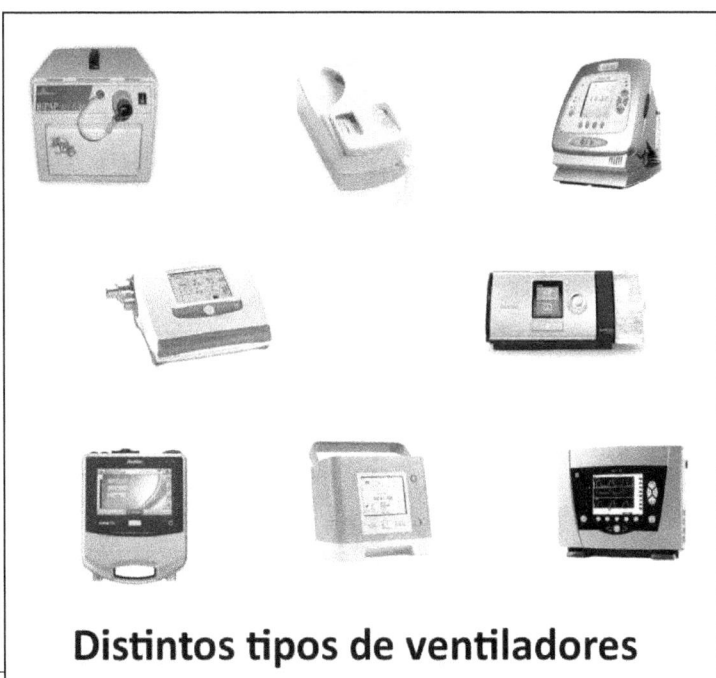

Distintos tipos de ventiladores

¿Y la mascarilla esa no está un poco apretada a la cara?

Claro. Para conseguir ese efecto "fuelle" de meter y sacar el aire, el tubo que lleva el aire se engancha en una mascarilla especial que se aprieta a la cara por unas cinchas (unos arneses). Como todo en esta vida: sólo requiere un tiempo para acostumbrarse. Al principio puede parecer un poco incómodo y luego estarás encantado ¡Ya verás!

¿Y cuándo me la tengo que poner?

Tu médico te lo explicará perfectamente. La mayoría de las veces es suficiente con ponerse la máquina sólo por la noche, que es cuando tu respiración será más floja y más la necesites.

¿Y me acostumbraré a dormir con ella?

¡Por supuesto! Y notarás con el tiempo mejoría en tu día a día: Y es que gracias a la BIPAP (o respirador) tus músculos podrán ¡por fin! dejar de trabajar tanto por la noche y descansar un poco y al día siguiente cuando te quites la BIPAP ¡tus músculos respiratorios estarán más frescos y afrontarán el día mucho mejor!

De todas formas si notas que te cuesta de más adaptarte al ventilador háblalo con tu médico: a veces es cuestión de cambiar algunos números en la máquina o cambiar de mascarilla, él sabrá lo que hacer ¡Tú confía!

En este capítulo tan largo hemos aprendido que:
- El tratamiento para la EPOC nunca es único ¡Son varios tratamientos a la vez!
- Los básicos son: dejar de fumar, utilizar los inhaladores, hacer ejercicio físico diario, dieta saludable y vacunarse.
- Tu tratamiento podrá ir cambiando según tus necesidades.
- Es fundamental que entiendas y hagas todos los tratamientos que te ponga el médico.
- ¡Especial atención a cómo haces los inhaladores!

ATENTO A...

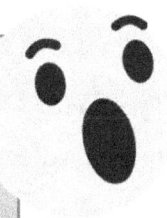

¡Es increíble todo lo que has aprendido de

tu enfermedad EPOC! ¡Ahora casi, casi sabes tanto como tu médico!

(Es broma: ¡pero sí que sabes mucho!).

Todos estos conocimientos de tu enfermedad te ayudarán a entender mejor a tu médico cuando habléis y sobre todo a colaborar más y mejor para que, con las indicaciones de él o ella, puedes mejorar mucho tu salud.

Como digo, has aprendido mucho a cerca de la EPOC, la enfermedad del fumador, pero tienes que saber una cosa más:

Por el hecho de tener EPOC tienes más riesgo de sufrir otras enfermedades que aún no te han averiguado

¡Doctor! ¡Es usted un desaborío! ¡Mire que decirme esto a mí, con lo contento que estaba ya de saber tanto de mi EPOC! ¡No me quiera poner más enfermedades, que con ésta tengo bastante!

¡Ay, amigo! Si yo no me las invento: tú las tienes antes de entrar por la puerta de la consulta, y nosotros, los médicos, lo único que hacemos es averiguarlas para poder tratarlas ¡y que te sientas mejor!

A lo que voy: la EPOC afecta principalmente a los pulmones, pero genera, de alguna manera, una inflamación leve de todo el cuerpo, así que el cuerpo empieza a enfermar.

Es muy buena idea saber cuáles son las enfermedades que más se relacionan con la EPOC para estar atentos y en cuanto aparezcan ¡Tate! ¡Pillarlas y tratarlas pronto! Para que no evolucionen a más, sin darnos cuenta.

Las <u>enfermedades de los vasos sanguíneos</u> son de las más frecuentes que sufren los pacientes con EPOC.

¿Y esas cuáles son, doctor? Que ahora mismo estoy perdido…

Resulta que los vasos sanguíneos son los que llevan el oxígeno (y demás nutrientes) a todas las partes del cuerpo. Y cuando un vaso sanguíneo enferma y se obstruye, esa zona se queda sin "regar" y se puede morir.

Las enfermedades más serias en este sentido son:

- **Los infartos de corazón:** una parte del corazón se muere porque no le llega la sangre. ¡Fíjate qué serio es esto! Y cuando todavía le llega sangre, pero sólo un hilito de sangre, que no es suficiente, el corazón se queja y da lo que llamamos "angina de pecho".

¿Cómo puedo sospechar que tengo algo de esto? Si en la madrugada (o también cuando estás haciendo algún esfuerzo) te da un dolor o una presión en el centro del pecho y se te pone mal cuerpo (ganas de vomitar, o un poco de mareo, o algo de disnea, o te pones blanco como la pared) ¡mejor que te vayas a urgencias directo! Porque podría ser angina de pecho o infarto de corazón.

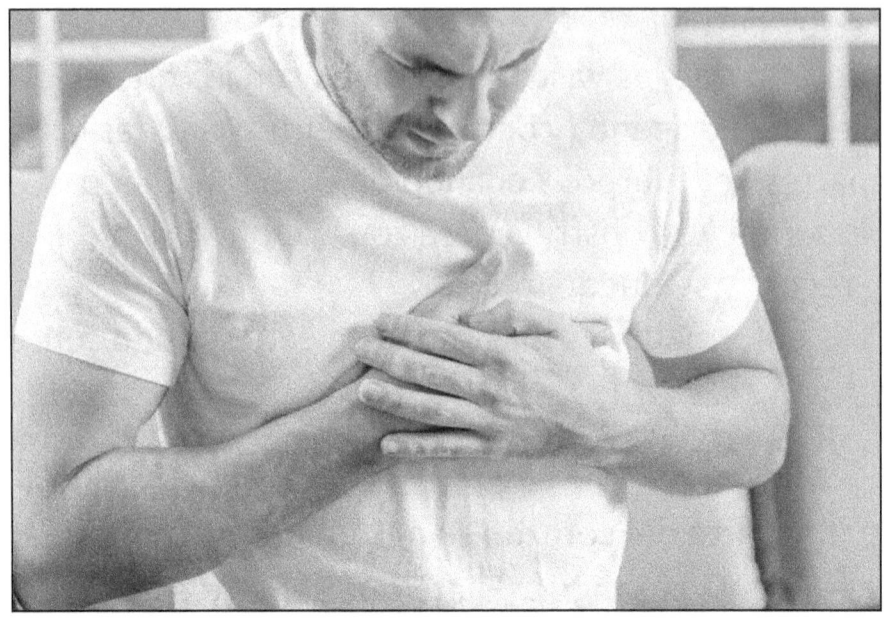

También podría ser como un dolor o presión en el brazo izquierdo o un dolor en el pecho que te atraviesa hasta la espalda o va hacia tu mandíbula. ¡No esperes a que se te pase! ¡No seas cabezón, que nos conocemos! Mejor que te vean de urgencia y si luego no es nada ¡pues falsa alarma! Mejor que mejor, pero ya nos hemos quedado tranquilos.

- **Los infartos de cabeza**:

También llamados **ictus.** En este caso es una zona del cerebro la que se queda sin riego, y esa zona se muere (o se queda atontada un tiempo). ¡Esto también es muy serio!

Y eso, doctor, ¿cómo lo notaría yo?

Pues a veces se siente de una manera y a veces de otra: hay gente que se cae redonda al suelo y pierde el conocimiento, o se cae porque una pierna le ha fallado, o de repente nota que ha perdido fuerza en una mano o en un brazo. A veces se le tuerce la boca o de repente no pueden hablar con la claridad de siempre.
Ya sabes lo que te voy a decir, ¿no? Que si te pasa algo así: ¡directo al hospital! Allí sabrán qué hacer.

Insuficiencia Cardíaca:

Esta es otra enfermedad, que también puede ser crónica como la EPOC, en la que el corazón es insuficiente ¿insuficiente para qué? Pues para bombear la sangre a todo el cuerpo, que es lo que hace el corazón.
Los más románticos dirán que también se enamora. También, hombre, también.

El caso es que cuando uno tiene EPOC puede tener más frecuentemente insuficiencia cardíaca.

Además ¡mira qué lío se monta! Resulta que cuando tienes insuficiencia cardíaca te entra disnea (falta de aire, fatiga) y te puedes pensar que estás peor de tu EPOC, pero no ¡Hay que averiguarla y tratar esa insuficiencia de una manera distinta a la EPOC!

¡Doctor, deme usted un truquillo, hombre, para saber si me ahogo por insuficiencia cardíaca o por EPOC!

Un buen truco es observar si esos días se te han ido hinchando más las piernas. Resulta que si el corazón no bombea bien la sangre (porque es "insuficiente") tu cuerpo cree que necesita más sangre, más "líquido" y empieza a acumular líquido extra en las piernas y tú lo puedes ver.

Otro truco es pesarse cada 3 días y si de repente engordas 1 ó 2 kilos (que no es normal) pues sospechar que es agua que estás reteniendo por culpa de tu insuficiencia cardíaca.

Otra cosa que pasa es que muchas veces se orina mucha menos cantidad Así que cuando te entre fatiga/disnea pregúntate:

¿Tengo las piernas más hinchadas? ¿He cogido peso que no me explico? ¿Estoy orinando menos estos días? Y si la respuesta es afirmativa, ya te estoy viendo marchar hacia tu médico para contárselo todo ¡Ya verás como él te apaña muy bien!

Ansiedad y Depresión:

Ansiedad es estar nervioso y depresión es estar triste. En este mundo de locos no hace falta tener EPOC (ni ninguna otra enfermedad) para sentir con más frecuencia de lo aconsejable nervios y tristeza. Pero... es verdad que si tenemos EPOC, que es una enfermedad incurable y que muchas veces da una lata horrible, es más fácil que nos sintamos nerviosos y tristes.

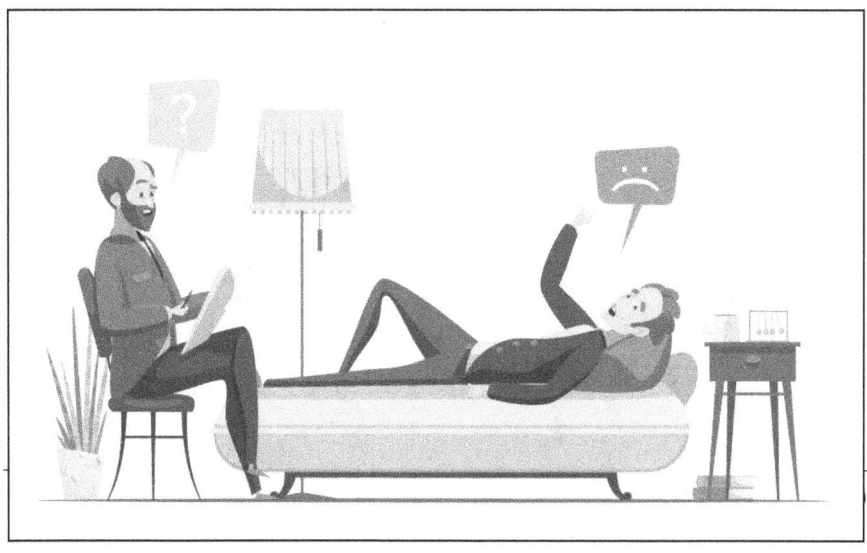

Lo que pasa es que estos sentimientos cuando son muy fuertes son un problema de por sí y requieren un tratamiento específico (además del tratamiento de la EPOC).

Esa **ansiedad** (esos nervios) a veces se ven muy fácilmente: hablas rápido, estás a la que salta, no puedes estarte quieto o en silencio ni un momento. Pero otras veces los nervios te pueden dar sensación de ahogo (¡disnea, eso es!) o dolor de tripa, o diarrea, o dolor de cabeza... ¡Esto de la ansiedad es una cosa...!

La **depresión,** que es principalmente tristeza, puede hacer que llores con facilidad, que te emociones con facilidad, pero también puede ser que simplemente te dé por no querer salir a la calle, no tener ganas de ver a tus familiares, ¡no querer hacer nada! ¡No es que te hayas convertido en un aburrido: es que tienes depresión!
Por eso si tú o tus familiares os dais cuenta de que puede estarte pasando algo así es conveniente que se lo comentes a tu médico porque podrías mejorar mucho con el tratamiento que te pusiera.

Como consejo general te recomiendo que trates de seguir haciendo todas las actividades que te gustan, aunque tengas que adaptarlas o cambiarlas un poco para no sentir tanta fatiga (disnea).

Un ejemplo sería que si a ti te gusta y tienes costumbre de jugar al dominó con tus amigos en casa de Paco (que está al final de la calle) pero por tu EPOC te cuesta mucho llegar hasta allí, en vez de dejar completamente a la pandilla, les propongas que vengan a jugar a tu casa o que juguéis todos en el bar de debajo de tu casa y así podrás seguir quedando con ellos tanto como a ti te gusta.

Si el médico te aconseja un psicólogo, probablemente trabajarás con él o ella la idea de que: "sí, es verdad que tienes una enfermedad que te impide hacer ciertas cosas, pero aún con todo y con eso ¿aún puedes hacer cosas que te hagan sentirte bien, te entretengan, te gusten? ¡Seguro que sí! Sólo que tendrás que ser más creativo para encontrar esas actividades".

Osteoporosis:

¡No te quejes que nos conocemos! Sé que es otra palabra de las raras, pero seguro que se la has oído a algún vecino. Significa que tienes mal los huesos. Que los tienes débiles.

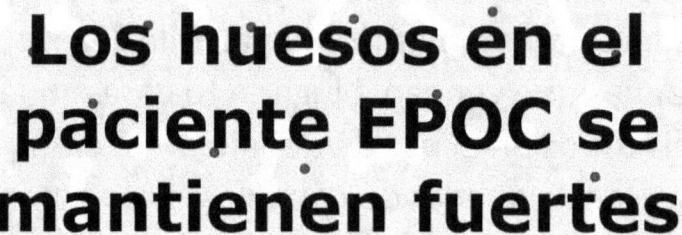

Los huesos en el paciente EPOC se mantienen fuertes

GRACIAS A

el ejercicio y la dieta

Y eso facilita que con alguna caída tonta se te rompa alguno ¡Y eso duele mucho! Tenemos muchos huesos en el cuerpo y según cuál se rompa (cuál se fracture) te dolerá una zona de tu cuerpo. La enfermedad EPOC facilita que tengas este problema en los huesos, así que tu médico estará pendiente de este tema y puede que te derive a un especialista para mejorar la fuerza de tus huesos. ¿Qué puedes hacer tú mientras tanto? Ejercicio diario y una dieta rica en calcio y vitamina D.

Cáncer de pulmón:

Sé que suena muy fuerte. Y no tiene por qué pasar. Pero los pacientes con EPOC, sobre todo si siguen siendo fumadores, tienen más riesgo de desarrollar distintos tipos de tumores, entre ellos el más importante: el cáncer de pulmón.
Por eso tu médico de vez en cuando te hará una radiografía de tórax (¿recuerdas, verdad?) y si tiene dudas o hay algo sospechoso te pedirá un TAC de tórax (o escáner).

No tiene sentido vivir preocupado por la posibilidad de desarrollar un cáncer. Lo mejor es acudir sin falta a las citas que te dan los médicos y hacerse todas las pruebas que te recomienden; de esa manera estarás muy controlado y tendrás menos riesgo de llevarte este tipo de sustos.
Y de llevártelos, se pilla pronto y se puede poner una solución.

En este capítulo hemos aprendido que:
- Por tener EPOC tenemos más riesgo de tener otras enfermedades.
- Hay que estar atentos a esos síntomas y decírselo a tu médico si notas algo de esto.
- Notarás gran mejoría si tratamos todas las enfermedades que salgan

DICCIONARIO MÉDICO-PACIENTE

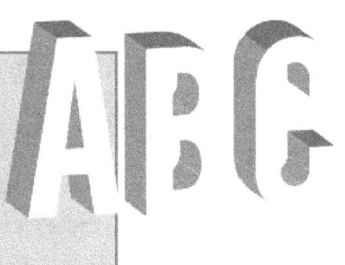

GLOSARIO:

Alfa-1-antitripsina: proteína que produce tu hígado y que protege a tu pulmón. Todo EPOC tiene que hacerse una analítica para ver cuánta proteína de esta tiene en su cuerpo.

Ansiedad: consiste en sentir nervios. Estos nervios a veces se pueden manifestar como dolores de tripa, de cabeza o disnea. ¡Fíjate tú!

Auscultar: lo que hace el médico cuando oye al paciente el pecho, el corazón, la tripa, etc con un aparatito que se pone en las orejas que se llama fonendo o estetoscopio.

BIPAP: lo mismo que respirador.

Bronquios: tubos finos que llevan el aire que respiramos, dentro de los pulmones. O lo que es lo mismo, son las vías respiratorias.

Bronquitis crónica: inflamación crónica en tus vías respiratorias. También se refiere a echar flemas frecuentemente, aunque no estés acatarrado.

Bulla: un agujero un poco grande en el pulmón.

Concentrador de oxígeno: es el aparato que se conecta a cualquier enchufe de tu casa y concentra el oxígeno que hay en el aire ambiente para que tú lo puedas respirar a través de las gafas nasales.

CO2: o dióxido de carbono, es el gas malo. Es lo que elimina nuestro cuerpo con cada respiración gracias a la función normal de los pulmones.

Depresión: consiste en estar triste. A veces da por llorar, pero otras veces simplemente uno no tiene ganas de nada: ni de comer, ni de salir a la calle ¡ni de ná!

Disnea: sensación de "falta de aire".

Dióxido de carbono: lo mismo que CO2

DLCO: es lo mismo que "test de difusión".

Dolor torácico: se refiere a dolor en el pecho. Puede deberse a muchas enfermedades: desde tonterías (como un golpe) a cosas más serias (como neumonía o infarto de corazón)

EPOC: la enfermedad del fumador.

Enfisema: agujeros pequeñitos en el pulmón.

Espiración: significa echar el aire, expulsar el aire de los pulmones.

Espirometría: la prueba de soplar.

Esputo: flema, escupitajo que viene del pecho.

Estetoscopio: lo mismo que fonendo.

Fonendo: o fonendoscopio o estetoscopio: el aparato que utiliza el médico para auscultar. Es alargado, hecho de goma: en un extremo el médico se lo pone en sus oídos, el otro extremo lo acerca a la zona que quiere oír: puede ser los pulmones en la espalda, el corazón en el pecho, etc.

Gafas nasales: es el tubito largo que se conecta al concentrador de oxígeno, y te pones alrededor de las orejas y en la nariz para recibir el oxígeno que te ha recomendado el médico.

Inhalador: es un tipo de medicación que se respira (porque tiene que actuar justo ahí, dentro de los pulmones).

Inspiración: es el momento de la respiración en el que el aire entra a nuestro cuerpo; cogemos aire.

Ictus: infarto de cabeza (del cerebro para ser más exactos).

Microorgamismo: bichitos: bacteria, hongos, virus

Neumonía: es lo que antiguamente la gente llamaba pulmonía. Es una infección fuerte en los pulmones.

Neumólogo: médico especialista en los pulmones y todas las enfermedades que tengan éstos. No confundir con "neurólogo" que es el que ve enfermedades de la cabeza. Sólo cambia una letra pero ¡no tienen nada que ver!

Osteoporosis: que tienes los huesos mal, ¡habrá que fortalecerlos con ejercicio y un tratamiento!

Respirador: o ventilador o BIPAP: es una máquina que se conecta a la red eléctrica, como una minicadena, y que a través de un tubo se acopla a tu nariz y/o boca para ayudarte a respirar. Se suele poner sólo por la noche. ¡Durante el día eres libre!

Sibilancias: oír pitos al respirar, como si el pecho silbase.

Síntomas: lo que te hace sentir la enfermedad o cosas que te suceden nos cuentas a los médicos, pero nosotros no vemos: fatiga al caminar, flemas, etc.

Tráquea: es el tubo gordo y rígido por donde pasa el aire desde la boca hasta los pulmones.

Tromboembolismo pulmonar: también lo llamamos "TEP". Consiste en un coágulo de sangre que se impacta en una arteria del pulmón y no deja pasar la sangre por ahí, obstruyendo esa arteria.

Ventilador: lo mismo que respirador o BIPAP

LINKS Y CONTACTOS INTERESANTES

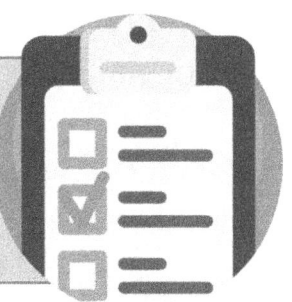

En este capítulo, ya final sólo quiero dejarte

unos cuantos enlaces a distintas páginas web y sociedades que pueden resultarte interesantes y donde puedes ampliar información según sean tus necesidades.

Recuerda siempre que todo lo que leas y aprendas ¡sólo puede beneficiarte! Saber más de tu enfermedad te lleva, quieras o no, a tomar mejores decisiones y a colaborar más inteligentemente con tu médico, así que ¡lo notarás claramente en tu salud!

También es verdad que hay que filtrar un poco la información:

No todas las páginas web tienen información veraz

Hay páginas con información desactualizada o directamente falsa, con mitos que se repiten en internet pero no tienen base científica... ¡Por eso es importante que sean páginas web o libros recomendados!
Pregúntale a tu médico siempre que tengas dudas sobre algo que hayas leído.

SOCIEDADES MÉDICAS:

- SEPAR: Sociedad española de Neumología y Cirugía Torácica: en su apartado "pacientes" hay algunos vídeos, folletos e información que puede serte de utilidad.
  Web: www.separ.es/?q=node/682

  o Otra web también de SEPAR interesante es: www.separpaseos.com **en donde te aconsejan "Paseos por**

ciudad" según donde vivas (en España) y te dicen trayectos bonitos y nivel de dificultad que tienen. ¡Anímate a dar paseos diarios!

- Otras sociedades: Revisando qué material para pacientes tienen otras sociedades me he dado cuenta de que es poco. Normalmente en el apartado de "pacientes" lo que hay son enlaces hacia asociaciones de pacientes pero no material original que mejore el conocimiento de pacientes con EPOC. Si conoces alguna sociedad o alguna página web interesante para pacientes con EPOC por favor escríbenos contándonoslo a: **quetehadichoelmedico@gmail.com** y estaremos encantados de ir actualizando este apartado.

ASOCIACIONES ESPAÑOLAS DE PACIENTES CON EPOC:

- **Federación Española de Asociaciones de pacientes alérgicos y con Enfermedades Respiratorias**, FENAER

Web: www.fenaer.es

- o En concreto una página genial asociada a esta es: **www.fisioterapiarespiratoria.org** donde por medio de vídeos ves distintos ejercicios que te sentarán genial (todos ellos los tienes también colgados en nuestra web, en **www.quetehadichoelmedico.com/epoc/tratamiento**

- Asociación Española de Familiares y Pacientes con EPOC - ASOCPEPOC
Mail: epoc@epoc.org.es Telf: 639 119 252

- Asociación de apoyo a personas enfermas de EPOC de Vizcaya – ASBIEPOC
Mail: **asbiepoc@hotmail.com** Telf: 689 29 36 31
Web: www.asbiepoc.es/

- Asociación Malagueña de Epoc - AMALEPOC

Mail: **alerma2009@gmail.com** Telf: 677 07 87 36

- Asociación Nacional de Pacientes de EPOC y Apnea del Sueño – APEAS
  Mail: infoapeas@gmail.com Telf: 695 468 799 / 679 99 27 03
  Web: **www.apeas.es/**

- Asociación de Pacientes con patología respiratoria en Asturias
  Mail: **asmaasturias@telecable.es** Telf: 608471472

- Respira Lleida
  Mail: **info@respiralleidadol.org** Telf: 611 086 031 – 615 813 604
  Web: www.respiralleidadol.org/

- AGER. Asociación Gallega de Enfermedades Respiratorias

Mail: **dameunrespiro.ager@gmail.com**
Telf: 65 374 30 67 - 696 52 44 13
Web: www.agerdameunrespiro.wordpress.co
m

OTROS ENLACES DE INTERÉS:

- Escuela de Pacientes: una web de la Junta de
  Andalucía, tiene algún vídeo interesante y un
  manual de fisioterapia respiratoria (que
  también te hemos dejado el enlace en
  www.quetehadichoelmedico.com para que
  lo descargues
  Web: www.escueladepacientes.es/mi-
  enfermedad/enfermedades-respiratorias

- Fundación Love x Air ("amar el aire"):
  Web: www.lovexair.com

ENLACES PARA AYUDAR A DEJAR DE FUMAR:

- La Asociación Española Contra el Cáncer
  tiene asociada esta página que es muy buena
  para esto:

o **www.**dejardefumar.aecc.es

- Unidad de Tabaquismo de Madrid: Si vives en la comunidad de Madrid y quieres dejar de fumar aquí es donde tienes que acudir, te dejo las señas. Si te resultara muy lejos siempre puedes preguntar a tu médico por si hubiera un centro más cercano a tu domicilio.

Dirección: Calle de Sta. Cruz de Marcenado, 9, 28015 Madrid (metro Plazo de España) Telf: 912 05 29 60

- Otras páginas: Páginas web que te dan consejos y ayudan a dejar de fumar hay muchas (no deja de ser también un negocio que surge de una necesidad muy importante de todos los fumadores). No tenemos ninguna preferencia y desde luego no trabajamos con ninguna. Busca consejos y vídeos en nuestra web.
Esta es otra que también tiene buena pinta: www.espanol.smokefree.gov/el-dia-que-deje-de-fumar

ENLACES RELACIONADOS CON DIETA Y ALIMENTACIÓN:

No podíamos acabar este manual sin dejarte un par de enlaces acerca de nutrición. La alimentación es una manera más de cuidar nuestra salud. Te recomendamos que te formes en nutrición siempre que tengas un huequito. Este enlace nos encanta:

- <u>Mi dieta cojea:</u> Aitor Sánchez García es un dietista-nutricionista y tecnólogo alimentario que aconseja y divulga información veraz a cerca de la alimentación. Tiene vídeos y artículos muy interesantes y es muy cercano ¡Seguro que te gustará!

  Web: **www.midietacojea.com**

PLANTILLA DE TRATAMIENTO DIARIO

www.quetehadichoelmedico.com

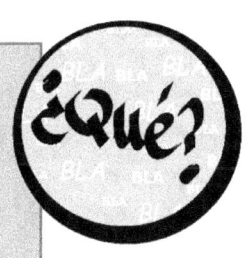

Nombre, Apellidos y edad:

....

....

Fecha de actualización de plantilla: ....

Alergias a: ....

Nombre medicina	mg	¿para qué?	desayuno	comida	tarde	cena	noche
Ej: Pascual chupihaler	160/4.5	EPOC	1	0	0	1	0

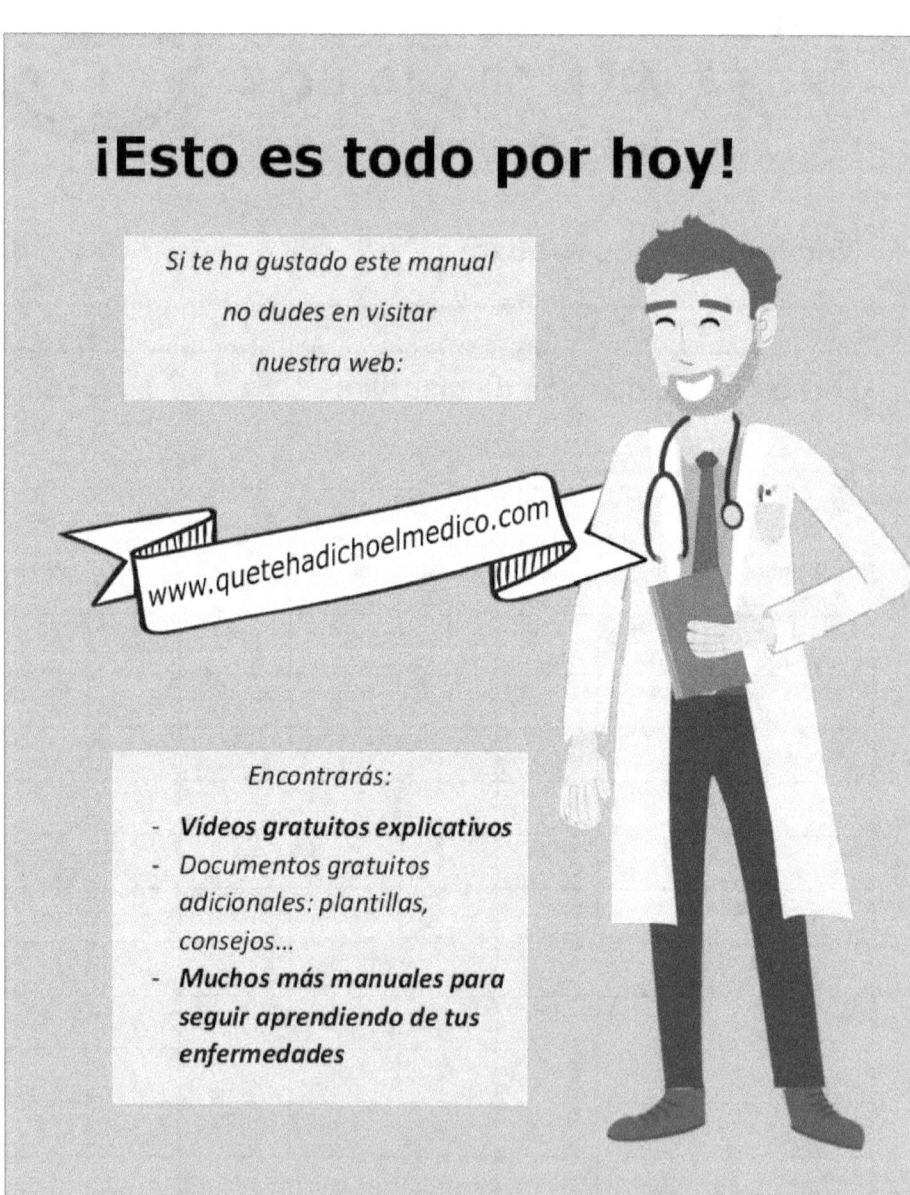

¡Esto es todo por hoy!

Si te ha gustado este manual

no dudes en visitar

nuestra web:

www.quetehadichoelmedico.com

Encontrarás:

- **Vídeos gratuitos explicativos**
- *Documentos gratuitos adicionales: plantillas, consejos...*
- **Muchos más manuales para seguir aprendiendo de tus enfermedades**

OTROS TÍTULOS DE LA COLECCIÓN

De especial interés para un paciente con EPOC pueden ser:

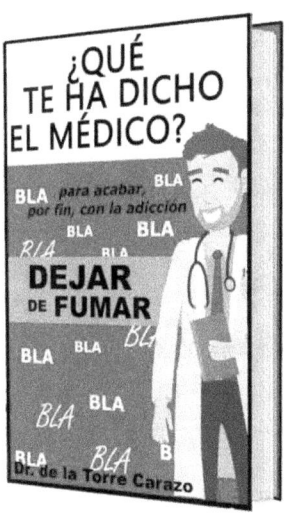
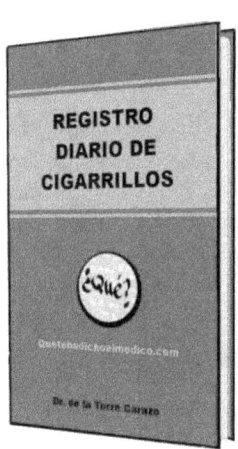
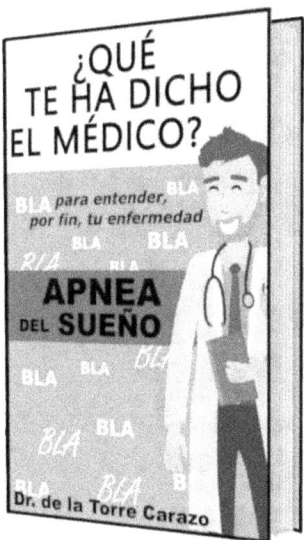

HAS INICIADO UN CAMINO GENIAL... ¡SIGUE EN ÉL!

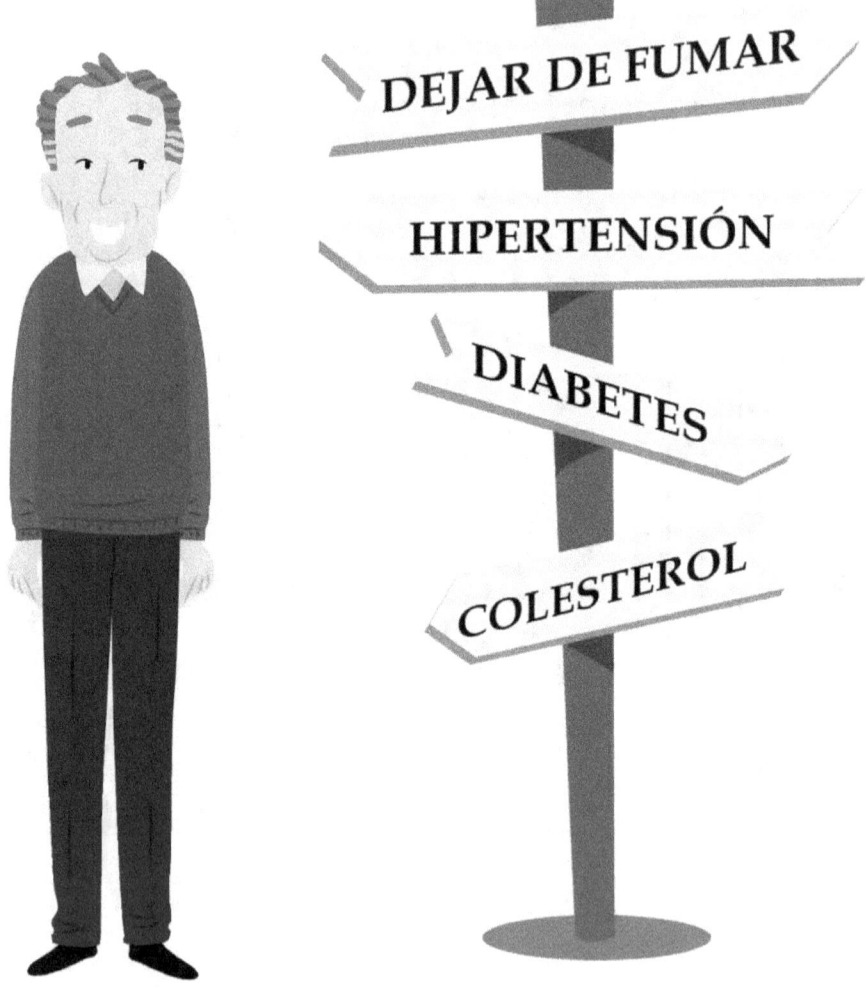

AGRADECIMIENTOS

Agradezco a mis pacientes con EPOC, que me obligan a esforzarme diariamente para que me entiendan, a hablar cercano y no como un robot y que son ejemplo de lucha y superación.

Agradezco a mis compañeros de especialidad en el hospital, porque con su ejemplo diario enriquezco mi ejercicio profesional y comparto inquietudes y logros.

Agradezco al resto de mis compañeros del hospital, en especial al equipo de enfermería, auxiliares de enfermería y celadores quienes muchas veces pasan más tiempo que nosotros, los médicos, con los pacientes ingresados y dan verdadero ejemplo de humanidad.

En otro rango de agradecimientos, les doy las gracias a mi mujer y mi hija, mi familia y mis amigos por apoyarme en cada proyecto que les cuento y ser un pilar fundamental para mi felicidad.

CRÉDITOS Y ATRIBUCIONES

Todo el texto es original, escrito por Salvador de la Torre Carazo, quien se reserva los derechos de autor.

La gran mayoría de las imágenes, incluyendo la portada y contraportada, han sido diseñadas usando imágenes de Freepik.com, en su mayoría modificadas: - Foto de Médico creado por luis_molinero - Foto de Tecnología creado por peoplecreations -Foto de Personas creado por prostooleh -Foto de Mujer creado por peoplecreations -Foto de Personas creado por yanalya -Foto de Médico creado por Kstudio -Foto de Mano creado por jcomp - Foto de Médico creado por javi_indy -Foto de Comida creado por lifeforstock -Vector de Fondo creado por macrovector - Foto de Rojo creado por rawpixel.com -Vector de Vintage creado por macrovector -Vector de Fondo creado por starline - Foto de Médico creado por peoplecreations Otras fuentes han sido: Pletismógrafo de volumen constante ISBN: 978-84-09-01621-1 (Manual SEPAR: Neumología y Cirugía Torácica) - Modelos de diversos ventiladores de baja presión utilizados principalmente en el ámbito de la ventilación mecánica no invasiva crónica domiciliaria I S B N: 978-84-09-01621-1

www.ingramcontent.com/pod-product-compliance
Lightning Source LLC
Chambersburg PA
CBHW070634220526
45466CB00001B/175